거북목
교정 운동

새우등, 거북목으로 인한 목, 어깨, 허리 통증을 풀어주는

거북목
교정 운동

황상보 지음

청림Life

PROLOGUE

외계인 ET 체형으로
바뀌고 있는 사람들

전체 산업재해 환자의 70퍼센트가 거북목, 일자목 등 경추자세증후군과 근골격계 질환자!
대부분 같은 자세로 오랫동안 의자에 앉아 컴퓨터 작업을 해야 하는 사무직종!
10대 목디스크 환자 수는 5년 전보다 50퍼센트 증가해 4만 9,000여명!
어렸을 때부터 올바른 자세 훈련이 중요하다.
미국, 유럽 등은 경추 건강 정보를 제공하고 자세 교육을 하지만,
우리나라는 병원에서 진행하는 건강교실밖에 없는 현실!
— 〈중앙일보, 2013년 4월 22일〉 기사 中에서

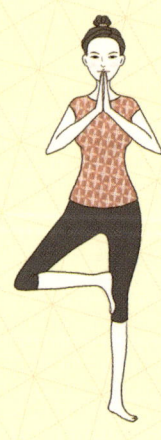

정말 걱정이다. 사람들이 외계인 ET 체형으로 바뀌고 있다. 15년가량 체형 교정을 해오면서도 최근의 거북목증후군처럼 빠르게 급증하는 신체 이상 현상은 과거에는 못 본 것 같다. 비만보다 그 증가 속도가 더 가파르다. 남녀노소 가릴 것 없이 전 연령의 사람들이 외계인 ET처럼 목을 앞으로 쭉 뺀 구부정한 거북목으로 변형되어 가고 있다. 그 이유는 우리의 일상이 바뀌었기 때문이다. 다름 아닌 스마트폰 때문이다.
다섯 살도 안 되어 보이는 아이부터 장난감 대신 스마트폰을 목을 쭉 빼고 들여다보는 것이 더 이상 신기한 모습이 아니게 되었다. 오히려 부모

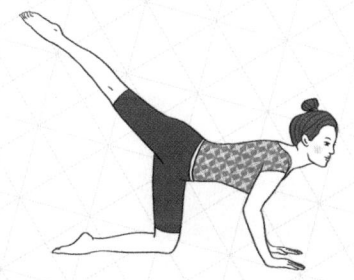

는 똑똑하다며 좋아한다. 교실에서는 쉬는 시간에도 구부정하게 목을 쭉 뺀 채 스마트폰을 들여다보느라, 운동장에는 학생이 없다. 지하철에는 한 줄에 앉은 사람의 90퍼센트가 스마트폰에 몰두하느라, 더 이상 창밖의 풍경을 바라보면서 사색하거나 책을 읽는 모습을 찾아보기 힘들다. 신문을 보는 사람도 없으니 그토록 비난하던 쩍벌남도 멸종되었다. 데이트하는 카페에서도 앞사람과는 더 이상 눈빛을 10분 이상 교감하면서 대화를 나누지 않는다. 소중한 연인이나 친구, 심지어 부모님을 앞에 두고도 고개를 숙인 채 스마트폰 창에 혼을 뺏긴 듯 열중한다.

이게 과연 옳은 현상일까?

아이러니하게도 나는 15년가량 체형 교정 지도를 하면서 체형 교정 전문가보다 점점 철학자가 되어간다는 느낌이다. 분명 스마트폰은 대한민국 경제의 한 축을 담당하며 대한민국을 세계에 알린 최고의 효자 상품인 것은 틀림없는 사실이다.

하지만 내 자식이 초등학생 3학년도 되지 않아 목디스크에 노출되고, 거북이처럼 목을 쭉 뺀 볼품없이 구부정한 불량 자세 체형으로 변형되고, 곧아야 할 척추가 꽈배기마냥 흉측하게 비틀어지고, 골반은 걸음걸이를 망가뜨릴 정도로 좌우로 틀어진 모습을 어떻게 바라봐야 할까? 무엇보

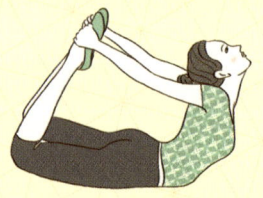

다 내 자식의 영혼은 어느새 안드로메다에 간 듯, 더 이상 진지한 소통이 어려운 실정이다.

나는 스마트폰이 대중화되기 이전, 인터넷이 급증한 2000년 초반부터 한결같이 미국, 유럽 등에서 보편화된 바른 자세, 체형 교육의 중요성을 알려왔다. 하지만 수험 생활로 우리나라 청소년들과 과중한 업무로 촉각을 다투는 시간의 노예가 된 성인들에게 당장 심각하게 아프지도 않은 거북목과 척추 측만, 골반 틀어짐에 대한 나의 외침은 마치 대답 없는 벽에 고함을 치듯, 그리 그들의 가슴에 와닿지 않았던 것 같다.

그리고 결국 일이 터져버렸다. 스마트폰이 전 국민에게 보급되고, 급기야 화면을 바닥에 내려놓고 보아야 하는 태블릿 PC까지 대중화되면서, 우리 아이들과 20~30대 성인들의 정신 건강과 척추 건강에 심각한 비상이 걸린 것이다.

지금은 거북목, 굽은 자세 변형을 더 이상 방치하다간 나라 경제에 심각한 타격을 가할 상황이 된 것 같다는 생각이다. 특히 국민건강보험 재정에 심각한 문제가 될 것이다. 초등학생부터 할머니, 할아버지까지 전 연령대가 목, 허리, 척추 통증에 시달리게 됐으니 말이다.

이순신 장군처럼 나라는 구할 수 없지만, 지금까지 수많은 분들의 거북목 교정을 하면서 쌓아온 노하우와 경험을 공개하여 특히 단 한 명의 유아(5~7세), 어린아이라도 거북목에서 벗어나게 하고 싶은 마음에서 이 책을 썼다.

인류 역사의 진리는 결코 스마트폰이 생겼다고, 아니 앞으로 그 어떤 첨단 마음 읽기 장치가 나온다 해도 변하지 않는다. 사람은 소중한 이들과 체온, 온기, 눈빛, 목소리를 직접 보고 듣고 느끼면서 교감을 해야 한다. 그래서 시각, 청각, 촉감이 존재하는 것이다. 참고로 나는 내 아이들에게 스마트폰을 사용하지 못하게 한다. 시작과 동시에 화성에서 온 남자, 금성에서 온 여자가 아닌 안드로메다로 간 자식이 되고, 정말 외계인 ET 체형으로 변화시키기 때문이다.

후덥지근한 여름, 상담실 밖 수많은 사람들이 스마트폰을 들여다보며 거북목 자세로 거니는 모습을 보면서…….

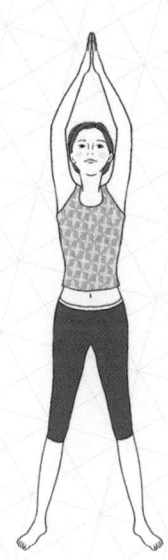

2013년 8월 황상보

이 책의 사용법

운동 목표
운동으로 기대할 수 있는 효과를 의미한다.

응용동작
좀 더 쉽게 또는 좀 더 효과 있는 동작을 설명하였다.

운동 일차
총 30일로 구성하였다.

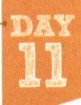

DAY 11 굽은 등 교정 강화 운동
컴퓨터, 스마트폰을 잘못된 자세로 오랫동안 사용하면서 굽은 등과 거북목을 판판하게 펴주고 처지고 약해진 근육을 강화시켜 바른 자세로 교정해 보자.

운동 명칭
주요 동작의 움직임을 운동명으로 적었다.

1 목 뒤로 젖혀 상체 들기
등과 목을 판판하게 강화시켜 줘 구부정한 등과 거북목이 안으로 들어가도록 교정시켜 준다.

30회

운동 설명
어떻게 동작을 취하면 되는지 설명하였다.

1 양팔을 ㄱ자 모양을 해서 손바닥을 바닥에 대고 엎드린다.
2 목을 뒤로 젖히면서 상체의 힘만으로 상체를 들어 올린다. 최대한 들어 올린 상태에서 5초간 유지한다.

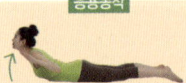

고개를 뒤로 젖히면 운동 효과가 더 크다.

포인트
운동 중에 명심해야 할 부분을 설명하였다.

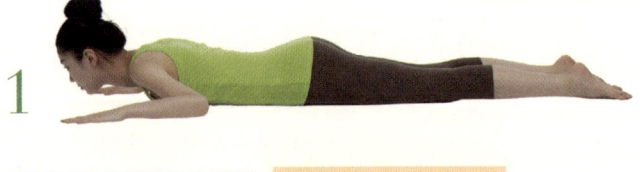

POINT
상체까지 들어야지 목만 젖혀서는 안 된다. 시신경은 목 근육과 연결되어 있어 시선을 뒤로 할수록 목도 더 젖힐 수 있다.

5초 유지

POINT
상체를 들어 올리려 할 때 엉덩이와 하체의 힘은 사용하지 말아야 한다.

거북목 교정 다이어트

2 목 45도 스트레칭

뻣뻣한 목과 어깨가 개운하게 풀어지며, 목이 길어 보이게 하는 효과가 있다.

좌우 30회

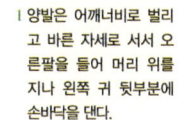

1. 양발은 어깨너비로 벌리고 바른 자세로 서서 오른팔을 들어 머리 위를 지나 왼쪽 귀 뒷부분에 손바닥을 댄다.

2. 손목과 팔꿈치의 힘으로 45도 방향으로 목을 지그시 눌러준다. 5초 동안 그 상태를 유지했다가 처음의 위치로 돌아간다. 반대쪽도 같은 방법으로 실시한다.

POINT
반대쪽 어깨는 아래로 눌러준다.

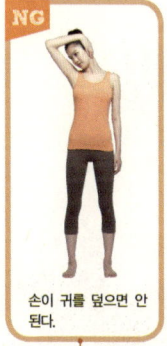

NG
손이 귀를 덮으면 안 된다.

운동 횟수
동작마다 몇 회를 해야 하는지 적었다.

★ 운동 횟수는 잘 안 되는 방향과 잘되는 방향을 2:1의 비율로 실시한다. 예를 들면, 오른쪽 다리로 했을 때는 잘되는데 왼쪽 다리로 바꿔서 했을 때 힘들다면, 왼쪽은 30회 오른쪽은 15회를 한다. 잘 안 되는 방향은 문제가 있다는 표시이므로 운동을 더 많이 해줘야 교정이 되기 때문이다.

그리고 전체적으로 운동이 쉬운 사람은 책에 적혀 있는 운동 횟수를 기본(하)으로 해서 상·중·하 단계로 나눠서 실시한다. 예를 들면 운동 강도를 세게 하고 싶으면(상) 운동 횟수를 3배로 늘려서 실시한다. 중간 정도 강도로 하고 싶으면(중) 2배의 횟수로 늘린다. 약하게 하고 싶으면(하) 책에서 정한 횟수대로 따라하면 된다.

NG 동작
운동 중에 자주 틀리는 부분을 설명하였다.

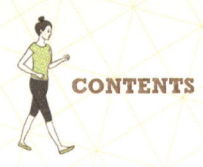
CONTENTS

프롤로그 외계인 ET 체형으로 바뀌고 있는 사람들 **04**
이 책의 사용법 08

거북목 바로 알기

- **STEP 1** 거북목이란 무엇인가 **16**
- **STEP 2** 거북목이 불러오는 이상 증상 **17**
- **STEP 3** 바른 자세 체형 VS 거북목 체형 **18**
- **STEP 4** 거북목 체형 체크리스트 **20**
- **STEP 5** 거북목을 불러오는 10가지 불량 자세 **22**
- **STEP 6** 불량 자세 바르게 고치기 **24**
- **STEP 7** 바른 자세 VS 불량 자세의 신체 시스템 **29**
- **STEP 8** 바른 업무 환경 만들기 **30**
- **STEP 9** 바른 자세는 경쟁력이다 **33**
- **STEP 10** 거북목 교정 후 이렇게 달라졌어요 **34**

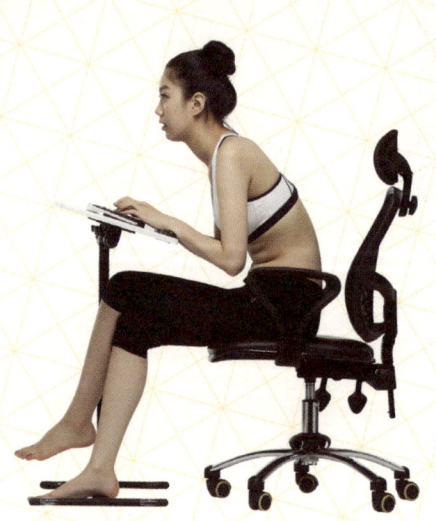
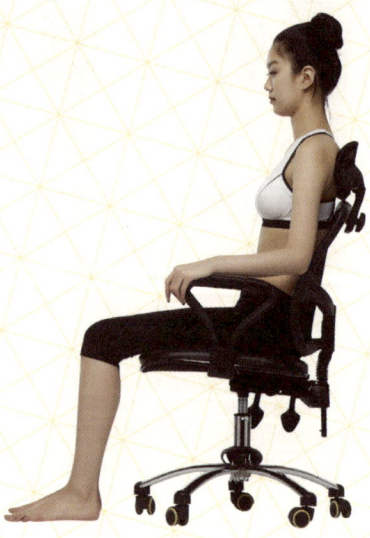

PART 2. 거북목 교정 14일 프로그램

- **DAY 1** 거북목 교정 기초 운동 목 스트레칭 | 목 45도 스트레칭 | 목 옆 스트레칭 | 목 뒤로 젖히기 **44**
- **DAY 2** 굽은 등 교정&흉근 스트레칭 1 모서리 짚고 흉근 스트레칭 | 벽 짚고 굽은 등 교정 스트레칭 | 바닥 짚고 굽은 등 교정 스트레칭 | 짐볼 굽은 등 교정 스트레칭 **48**
- **DAY 3** 굽은 등 교정&흉근 스트레칭 2 흉근 스트레칭 | ㄱ자 팔 뒤로 젖히기 | 앞뒤로 무릎 벌려 만세 | 짐볼 상체 젖혀 반달 만들기 **52**
- **DAY 4** 굽은 어깨, 굳은 견갑골 교정 스트레칭 팔꿈치 뒤로 젖혀 누르기 | 척추 뒤쪽 견갑 스트레칭 | 척추 45도 견갑 스트레칭 | 팔 잡아당기며 어깨 빼기 | 벽에서 몸통 돌리기 **56**
- **DAY 5** 척추 교정 스트레칭 척추 앞쪽 스트레칭 | 척추 좌우 스트레칭 | 팔 벌려 옆구리 스트레칭 | 짐볼 척추 좌우 스트레칭 | 다리 곧게 펴고 옆구리 스트레칭 **61**
- **DAY 6** 골반&다리 교정 스트레칭 1 다리 꼬아 상체 숙이기 | 한쪽 양반다리하고 상체 숙이기 | 누워서 다리 꼬아 당기기 | 다리 벌려 무릎 90도 굽히기 **66**
- **DAY 7** 골반&다리 교정 스트레칭 2 서서 다리 당기기 | W자 다리 눕히기 | 다리 펴서 상체 숙이기 | 골반 비틀기 **70**
- **DAY 8** 척추 늘리기 서서 척추 펴 늘리기 | 누워서 척추 펴 늘리기 **74**
- **DAY 9** 비틀어진 골반, 척추 교정 척추 비틀기 | 무릎 구부려 몸통 돌리기 | 팔꿈치 고정하고 뒤돌아보기 | 앉아서 다리 꼬아 숙이기 **76**
- **DAY 10** 거북목 교정 강화 운동 목 뒤로 젖혀 상체 들기 | 목 옆 버텨주기 | 목 앞 버텨주기 | 목 뒤 버텨주기 **80**
- **DAY 11** 굽은 등 교정 강화 운동 목 뒤로 젖혀 상체 들기 | 엎드려 엄지 위로 들어 올리기 | 엎드려 양팔, 양다리 X자 동시 들기 | 밴드 수평으로 잡아당기기 | 벽 짚고 굽은 등 교정 스트레칭 **84**
- **DAY 12** 처진 아랫배 교정, 복근 강화 운동 목 들고 한쪽 다리씩 올리기 | 상체 들어 손끝과 발끝 최대한 모으기 | 팔과 다리 들기 연속 운동 **90**
- **DAY 13** 척추 정렬 운동 턱 집어넣기 | 손 뒤로 깍지 끼고 목 젖히기 | 고양이 허리 들기 | 골반 구르기 | 등 굴리기 **93**
- **DAY 14** 기구를 이용한 자세 교정 짐볼 상체 젖혀 반달 만들기 | 짐볼 척추 좌우 스트레칭 | 짐볼 굽은 등 교정 스트레칭 | 짐볼 벽 짚고 서서 버티기 **98**

COLUMN 스마트 제품들, 자세에도 스마트할까? **102**

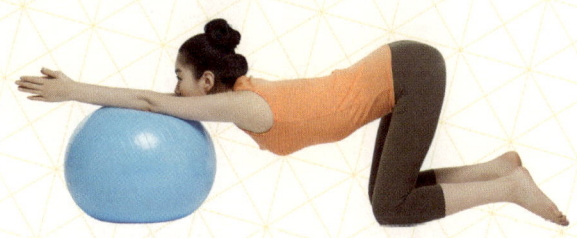

거북목 교정 사무실 스트레칭

STEP 1 사무실 자세 교정 스트레칭 목 옆 스트레칭 | 목 45도 스트레칭 | 목 뒤로 젖히기 |
흉근 스트레칭 | 팔꿈치 고정하고 뒤돌아보기 | 엉덩이 들어 골반 빼기 | 앉아서 다리 꼬아 숙이기 |
TA 스트레칭 | 앉아서 척추 펴 늘리기 | 앞뒤로 무릎 벌려 만세 | 척추 뒤쪽 견갑 스트레칭 |
팔 잡아당기며 어깨 빼기 | 척추 비틀기 **106**

STEP 2 스탠딩 운동, 벽 이용 운동 벽 짚고 굽은 등 교정 스트레칭 | 모서리 짚고 흉근 스트레칭 |
문틀 이용 흉근 스트레칭 | 손목 비틀어 짚고 목 젖히기 **120**

COLUMN 왜 자꾸 면접에서 떨어질까? | 체형 미남, 미녀 연봉 더 받는다 **124**

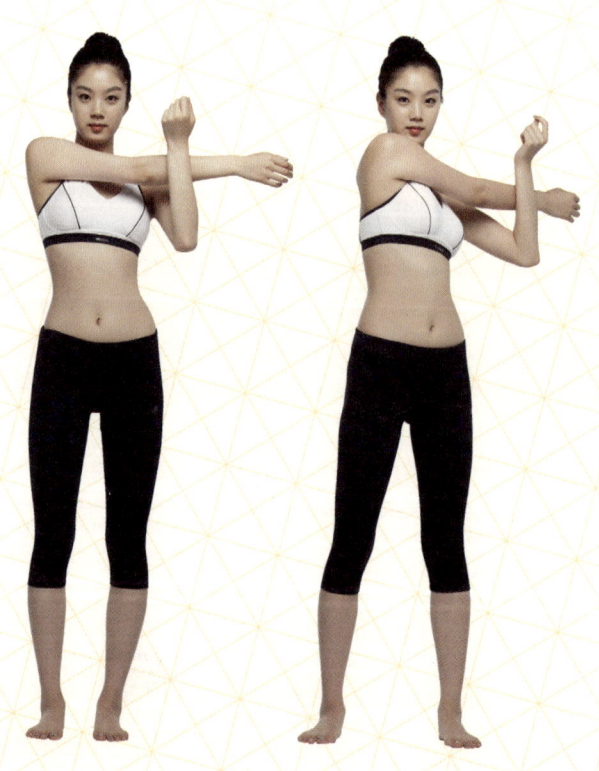

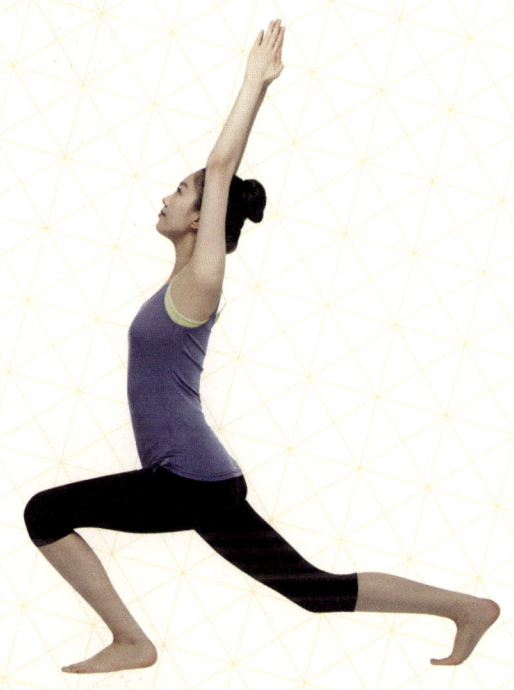

고민 증상별 거북목 교정 운동

STEP 1 목이 뻣뻣하고 안 돌아갈 때 목 스트레칭 | 목 45도 스트레칭 | 목 옆 스트레칭 | 목 뒤로 젖히기 **128**

STEP 2 등이 뻐근하고 욱신거릴 때 모서리 짚고 흉근 스트레칭 | 벽 짚고 굽은 등 교정 스트레칭 | 고양이 허리 들기 **132**

STEP 3 어깨가 뻐근할 때 팔꿈치 뒤로 젖혀 누르기 | 팔 잡아당기며 어깨 빼기 | 어깨 돌리기 | 벽에서 몸통 돌리기 **135**

STEP 4 가슴이 답답할 때 밴드 스트레칭 | ㄱ자 팔 뒤로 젖히기 | 앞뒤로 무릎 벌려 만세 **139**

STEP 5 손이 저릴 때 합장하여 손목 아래로 젖히기 | 손목 젖히기 **142**

STEP 6 전신 피로 해소에 좋은 운동 등 굴리기 | 척추 비틀기 | 다리 펴서 상체 숙이기 | 발목 돌리기 **144**

STEP 7 롤베개로 거북목 교정하기 수건 목 스트레칭 | 수건 어깨 스트레칭 | 거북목 롤베개 스탠딩 **148**

STEP 8 명상으로 거북목 교정하기 **154**

STEP 9 전신 피로 해소, 체내 독소 배출을 돕는 반신욕 **156**

COLUMN 숙면의 질, 베개가 결정한다 **158**

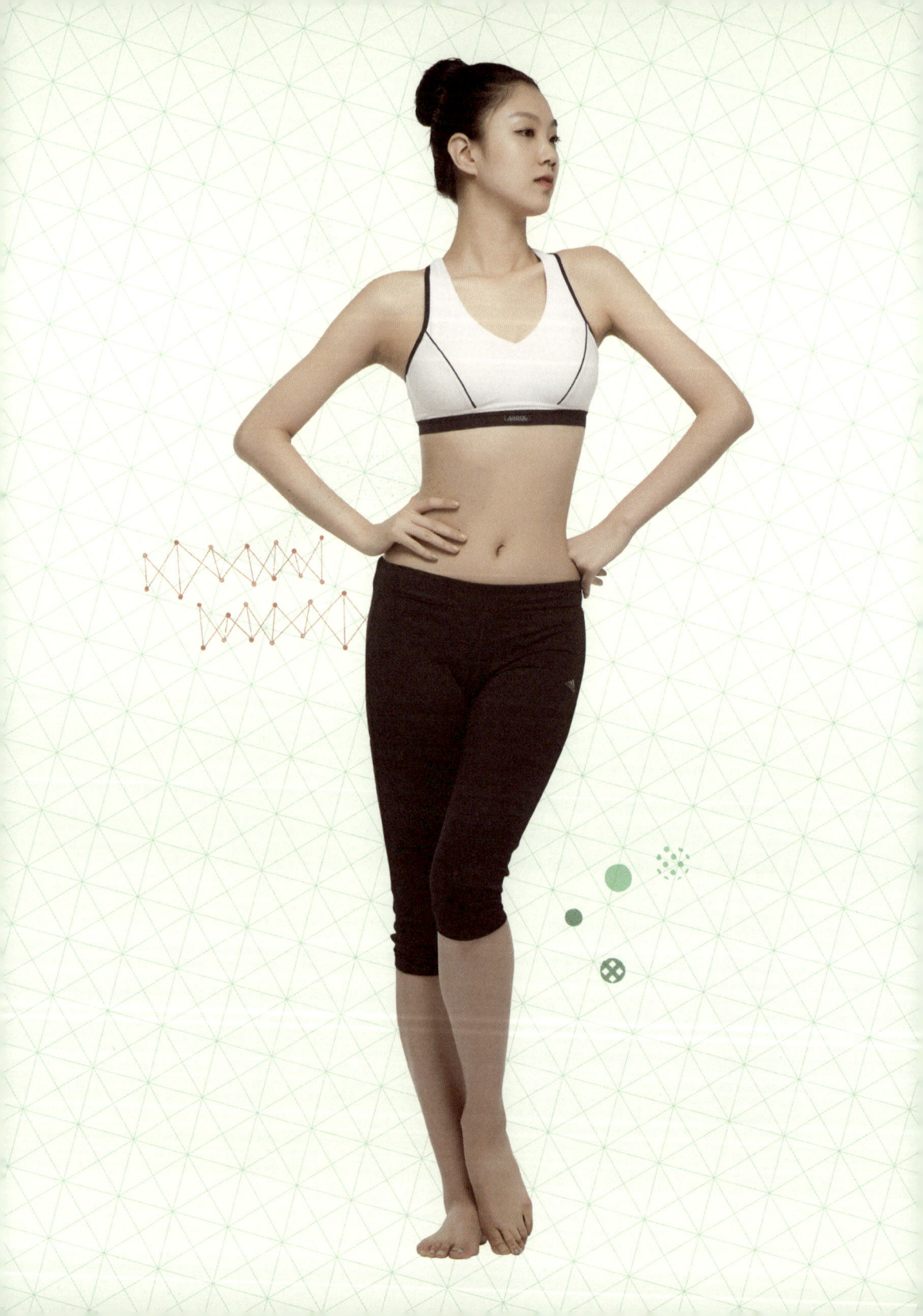

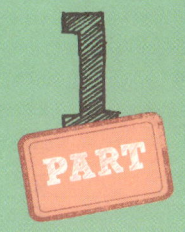

거북목 바로 알기

거북이처럼 목이 앞으로 삐죽 튀어나와 구부정한 거북목은
보기에도 좋지 않고 건강상으로도 큰 문제다.
늘 목과 어깨에 곰 한 마리가 얹힌 느낌의 거북목은
두통뿐 아니라 만성피로까지 불러온다.
거북목 증상, 바르게 알아 초기에 뿌리 뽑자.

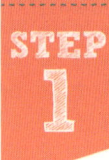

STEP 1 거북목이란 무엇인가

거북목은 평소 무심코 하는 불량 자세 습관으로 인해, 7개의 목뼈(경추)가 신체의 무게중심이 되는 중심 위치에서 벗어날 경우 발생하게 된다. 특히 세 방향으로 목이 틀어지는데 앞뒤로 구부러지거나, 좌우로 휘어지거나, 시계·반시계 방향으로 비틀어지는 경우다. 예를 들어 앞뒤로 쭉 빼고 앉거나, 좌우로 비딱하게 앉는 습관과 다리를 꼬는 등 신체의 무게중심 위치에서 벗어난 잘못된 생활습관 등이 거북목을 유발시킨다.

정상적인 목의 구조

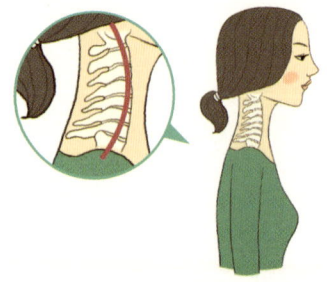

정상적인 바른 목(C자형 목)

7개의 목뼈(경추)가 벽돌을 차곡차곡 정성스럽게 쌓은 것처럼 맞물려 있는 C자형이다. 정상적인 C자형 목 구조에서는 목뼈를 둘러싸며 지탱하는 인대, 연골, 근육 등이 탄탄하여 쉽게 휘어지거나 손상되지 않는다. 옆에서 보았을 때는 목과 어깨가 일직선이어서 곧은 체형을 만든다.

우리 머리의 무게는 5kg 내외로 이 머리가 몸 중심축에 위치해 있어야 목을 지탱하는 근육과 목, 어깨, 등 근육에 긴장이 실리지 않는다. 또한 경추(목뼈)를 관통하는 경동맥의 흐름이 막히지 않아 산소와 혈액의 공급이 뇌로 원활하게 연결되어 머리가 항상 개운하고 두통에 시달리지 않는다.

비정상적인 목의 구조

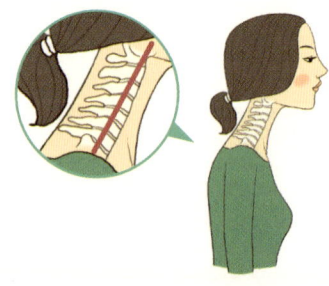

앞으로 튀어나와 있는 목(일자목)

목뼈가 옆에서 보았을 때 비정상적으로 일자 형태로 변형되고 앞으로 쭉 나와 있어 거북목, 일자목이라고 불린다. 7개 목뼈의 맞물림이 느슨해져 있기에 쉽게 휘어지거나 비틀어지게 된다. 또한 머리의 무게중심이 앞으로 빠져 있어 이를 지탱하기 위해 목과 어깨 근육은 과도하게 뭉치고 긴장된다. 결국 시간이 흐르면서 근육은 심하게 손상되어 목과 어깨가 만성적으로 욱신거리는 통증으로 고생하게 된다. 심하면 팔까지 저리거나 어깨를 움직이기 힘든 목디스크 통증과 오십견 증상으로 악화된다. 목뼈가 비틀어져 경추를 관통하는 경동맥이 눌리게 되기에 자연히 뇌에 산소 공급이 잘 안 되어 두통과 만성적인 편두통에 시달리게 된다.

STEP 2 거북목이 불러오는 이상 증상

거북목은 목, 어깨 근육을 뻣뻣하게 긴장시켜 욱신거리는 근육 통증을 유발한다. 특히 목과 함께 상체를 장시간 구부리면 구부릴수록 늑골(갈비뼈) 내 폐를 압박해 폐활량을 떨어뜨리고, 동시에 위를 눌러 소화불량의 원인이 된다. 상체뿐만 아니라 복부와 허벅지 뒤쪽, 엉덩이 근육을 짓눌러 셀룰라이트를 유발시켜, 비만 체형의 원인이 되기도 한다.

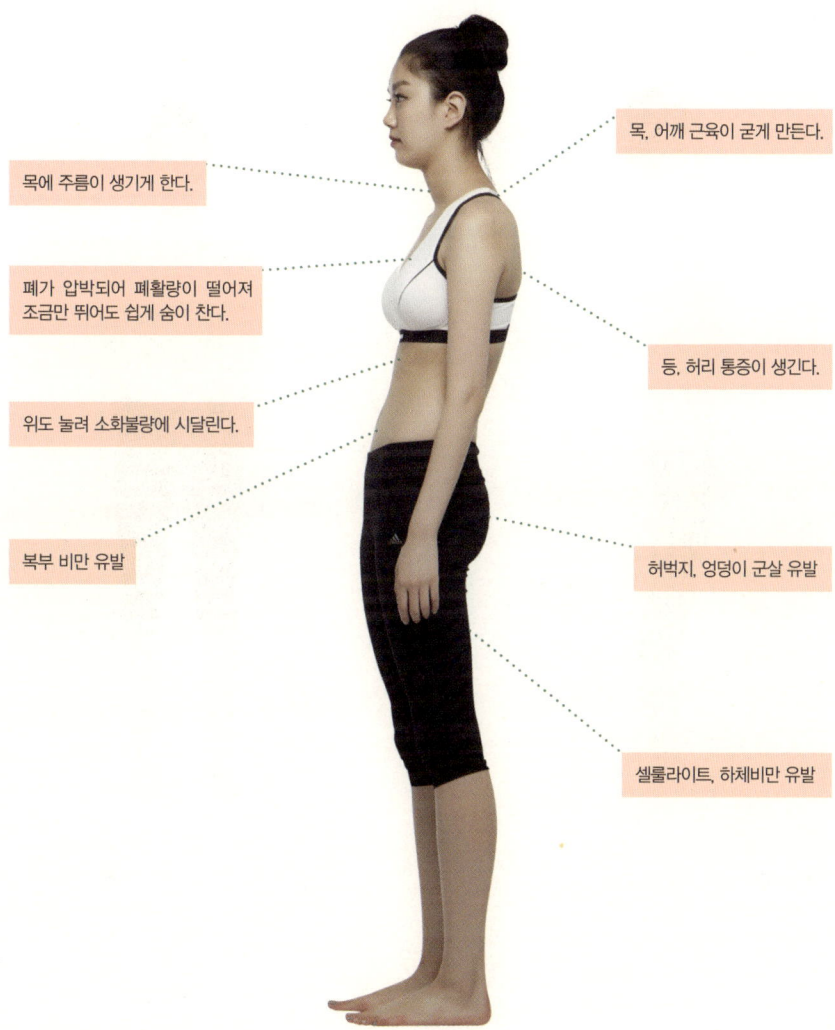

- 목에 주름이 생기게 한다.
- 폐가 압박되어 폐활량이 떨어져 조금만 뛰어도 쉽게 숨이 찬다.
- 위도 눌려 소화불량에 시달린다.
- 복부 비만 유발
- 목, 어깨 근육이 굳게 만든다.
- 등, 허리 통증이 생긴다.
- 허벅지, 엉덩이 군살 유발
- 셀룰라이트, 하체비만 유발

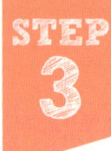

STEP 3 바른 자세 체형 VS 거북목 체형

바른 자세란 몸의 무게중심이 몸 중앙을 가로지르는 선 위에 놓이는 것을 말한다. 머리부터 목, 어깨, 배꼽선이 일직선이 되어야 하며 어깨와 골반선도 좌우 일직선이어야 한다.

정상적인 바른 자세 체형

옆모습

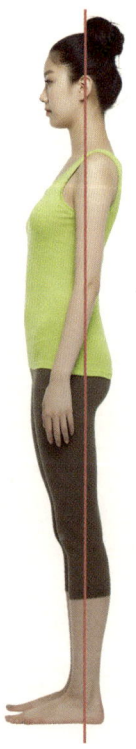

앞모습

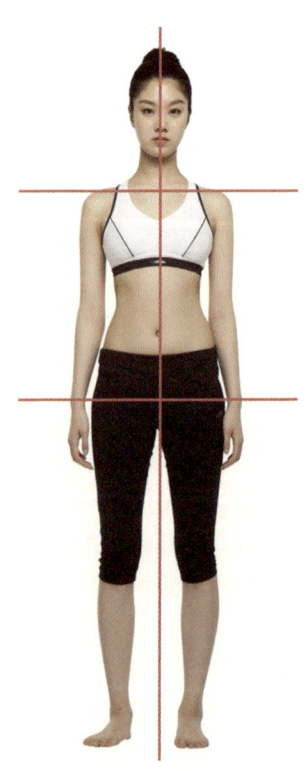

- 귀와 어깨선이 일직선이다.
- 목이 길어 보이며 목에 주름이 없다.
- 등이 판판하고 곧게 펴져 있다.
- 복부가 군살 없이 판판하다.
- 무릎이 펴져 있어 다리가 길어 보인다.

- 좌우 귀, 어깨, 골반, 무릎 높낮이가 대칭을 이룬다.
- 특히 좌우 대칭의 어깨와 쇄골라인을 갖고 있다.
- 좌우 골반이 균형 잡혀 있어 엉덩이가 힙업되어 탄력 있다.
- 걸을 때 11자로 바르게 걷는다.

반면에 거북목 체형에서는 몸의 무게중심이 몸 중앙선과 어긋나 있기 때문에 5kg이나 되는 머리의 무게부터 제대로 지탱하지 못하고 신체 전반적으로 큰 무리를 받게 된다.

굽은 자세의 거북목 체형

옆모습

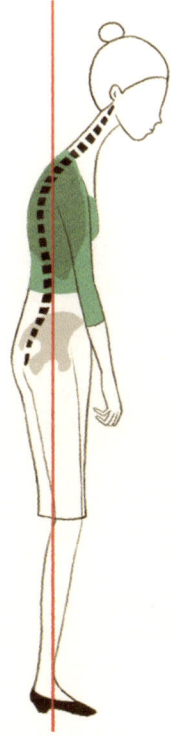

앞모습

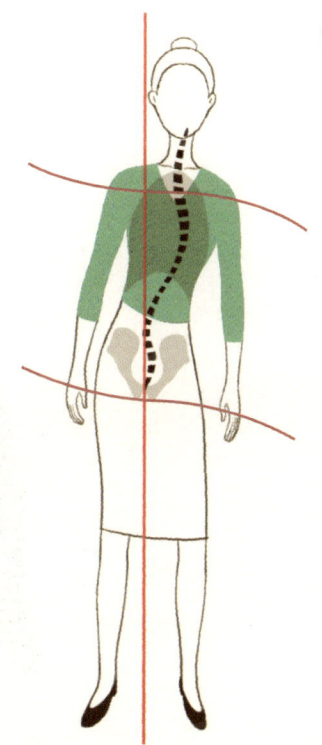

- 귀와 어깨선이 앞으로 빠져 있다.
- 목이 짧아 보이며 목에 주름이 많다.
- 어깨는 앞으로 말려 있다.
- 새우등처럼 등이 굽어 있다.
- 배를 앞으로 쭉 내밀고 있다.
- 허벅지가 앞으로 돌출되어 있다.
- 무릎은 구부러져 있다.

- 좌우 귀, 어깨, 골반, 무릎 높낮이가 일직선이 아니다.
- 체중이 한쪽으로 쏠리는 비대칭 체형이다.
- 특히 좌우 어깨와 쇄골이 비뚤어져 비대칭이다.
- 골반이 뒤로 처져 엉덩이까지 내려와 있다.
- 팔자걸음, 안짱걸음을 걷는다.

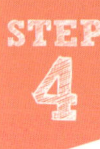

STEP 4 거북목 체형 체크리스트

거북목은 단순히 목만 보기 싫게 구부정하게 만드는 것이 아니라 연결된 관절인 어깨, 쇄골, 척추, 골반까지 비틀어지게 한다. 심각한 거북목, 굽은 자세로 고민하는 경우 대부분 전신이 불균형하기 마련이다. 내가 거북목 증상을 갖고 있는지 아래 사항을 체크해 보자.

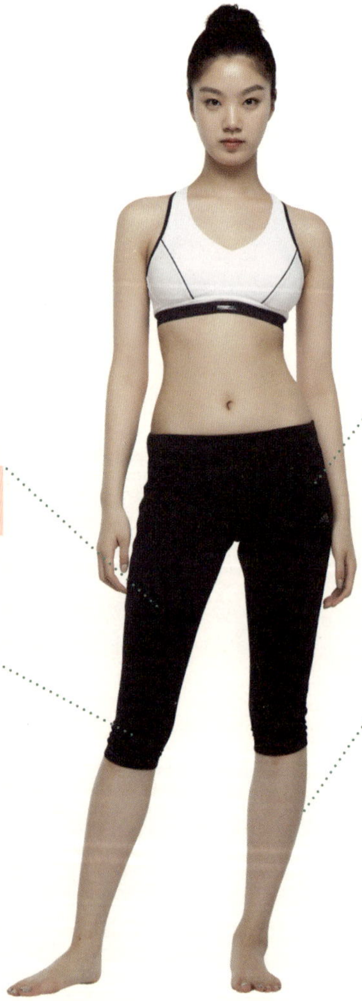

- ☐ 엉덩이가 처져 있다. 탄력이 적다.
- ☐ 엉덩이에 군살이 쌓여 있다.
- ☐ 골반이 벌어져 엉덩이 모양이 펑퍼짐하게 퍼지고 납작하다.
- ☐ 허벅지가 앞으로 튀어나와 있고 군살이 많다.
- ☐ 무릎이 구부러져 있다.
- ☐ 종아리가 경직된다. 오래 걸으면 힘들다.
- ☐ 다리가 잘 붓는다.

다음 증상 중 '예'라는 답이 15개(약 50%) 이상이면, 거북목을 의심해야 한다. 19~22개(약 60~70%) 이상이면, 거북목으로 건강에 해를 끼치는 수준이다. 25개(약 80%) 이상이면, 전문의와의 상담이 필요하다.

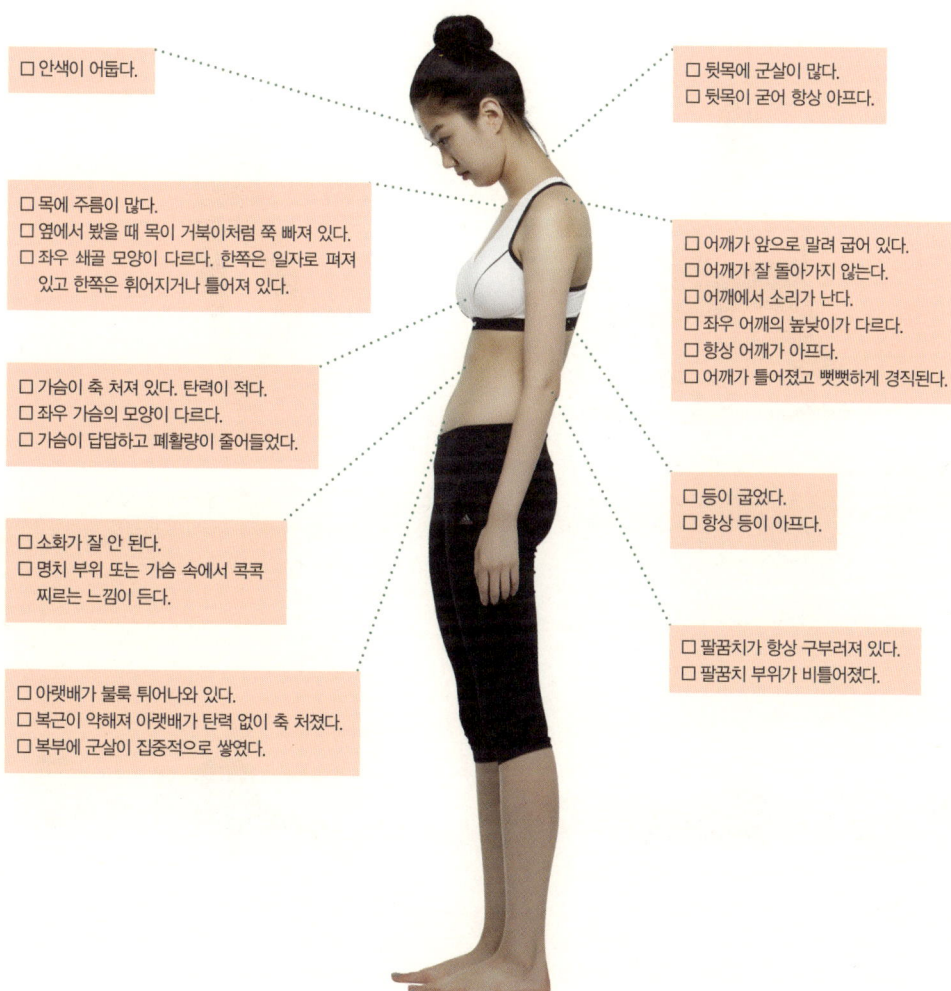

- ☐ 안색이 어둡다.

- ☐ 목에 주름이 많다.
- ☐ 옆에서 봤을 때 목이 거북이처럼 쭉 빠져 있다.
- ☐ 좌우 쇄골 모양이 다르다. 한쪽은 일자로 펴져 있고 한쪽은 휘어지거나 틀어져 있다.

- ☐ 가슴이 축 처져 있다. 탄력이 적다.
- ☐ 좌우 가슴의 모양이 다르다.
- ☐ 가슴이 답답하고 폐활량이 줄어들었다.

- ☐ 소화가 잘 안 된다.
- ☐ 명치 부위 또는 가슴 속에서 콕콕 찌르는 느낌이 든다.

- ☐ 아랫배가 볼록 튀어나와 있다.
- ☐ 복근이 약해져 아랫배가 탄력 없이 축 처졌다.
- ☐ 복부에 군살이 집중적으로 쌓였다.

- ☐ 뒷목에 군살이 많다.
- ☐ 뒷목이 굳어 항상 아프다.

- ☐ 어깨가 앞으로 말려 굽어 있다.
- ☐ 어깨가 잘 돌아가지 않는다.
- ☐ 어깨에서 소리가 난다.
- ☐ 좌우 어깨의 높낮이가 다르다.
- ☐ 항상 어깨가 아프다.
- ☐ 어깨가 틀어졌고 뻣뻣하게 경직된다.

- ☐ 등이 굽었다.
- ☐ 항상 등이 아프다.

- ☐ 팔꿈치가 항상 구부러져 있다.
- ☐ 팔꿈치 부위가 비틀어졌다.

PART 1 거북목 바로 알기

STEP 5 거북목을 불러오는 10가지 불량 자세

현대인들은 편리함과 익숙함에 중독되어 있다. 불량 자세도 마찬가지다. 무심코 편하기 때문에 한 번 시작한 불량 자세는 좀처럼 고치기가 힘들다. 익숙해져버렸기 때문이다. 하지만 이러한 익숙함과 편리함에 중독된 현대인의 불량 자세로 인한 비틀어진 몸, 불량 자세 체형은 결국 외모와 건강 모두를 망치는 지름길이다.

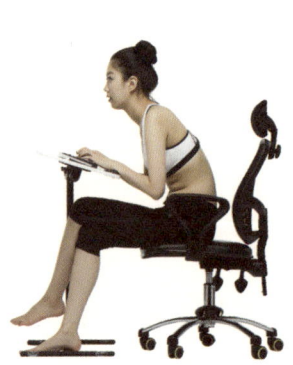

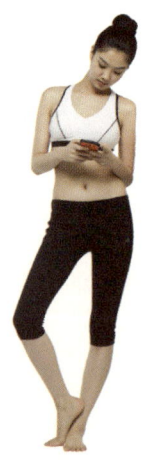

❶ 컴퓨터 사용
고개를 숙이고 상체를 구부린 채 장시간 컴퓨터를 사용하는 습관은 목 건강에 최대 적이다. 자세를 한쪽으로 비틀거나 다리를 꼬고 앉으면 더 안 좋다.

❷ 스마트폰 사용
현대인들은 좀처럼 스마트폰을 손에서 놓지 못하는데 스마트폰의 작은 화면을 들여다보기 위해 머리를 떨구고 어깨를 구부리는 자세도 목 건강에 좋지 않다.

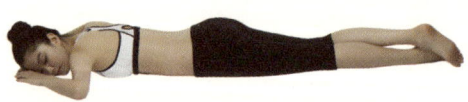

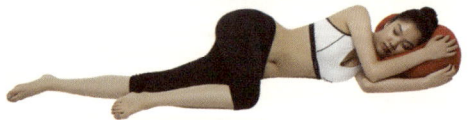

❸ 엎드려 자기
사람들은 보통 인생의 1/3은 잠을 잔다. 이렇게 긴 시간 바른 자세로 자지 않고 엎드려 자면 목은 필연적으로 꺾이게 된다.

❹ 너무 높거나 낮은 베개 베기
높은 베개는 목을 쭉 빼게 만들어 거북목을 유발시키고 너무 낮은 베개는 일자목이 되게 한다. 알맞은 높이는 사람마다 다르므로 자신에게 적당한 베개 높이를 찾아낸다.

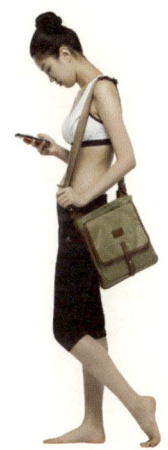
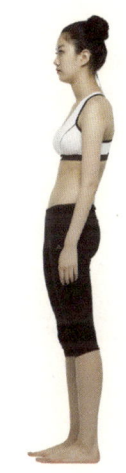

❺ 무거운 백팩, 한쪽 어깨에만 메는 숄더백
무거운 백팩은 어깨 근육을 긴장시키고 이는 연결된 목뼈에도 상당한 부담을 줄 수밖에 없다. 또 한쪽 어깨에만 가방을 메는 것도 몸의 균형을 깨뜨려 마찬가지로 좋지 않다.

❻ 하이힐 신기
하이힐은 몸이 앞으로 쏠리게 해서 골반과 척추의 정렬을 어긋나게 한다. 하이힐이 1인치 높아질수록 앞발에 힘을 주어야 하는 압박이 약 25퍼센트씩 높아지는데 이는 당연히 목까지 긴장시킨다.

❼ 소파에 퍼져 있기
집에만 들어가면 온몸의 긴장을 풀고 쉬고 싶기는 할 것이다. 그러나 소파에 온몸을 던지고 푹 파묻혀 있는 자세는 목에 좋지 않다. 대다수 소파는 목까지 염두에 두고 만들지 않기 때문에 바른 자세를 취하지 않는다면 100퍼센트 목이 비틀린다.

❽ 잘못된 운동 자세
운동을 하는 것은 좋은 습관이나 자신의 몸에는 맞지 않는 무거운 덤벨이나 역기를 드는 동작은 좋지 않다. 꼭 전문가와 상의해 목과 어깨에 부담을 주지 않는 적당한 무게를 들자.

❾ 복부 비만
우리 몸은 따로따로 떨어져 있지 않다. 한쪽이 좋지 않다면 전신에 영향을 미친다는 말이다. 복부 비만은 결국 배를 내미는 자세를 취하게 만들고, 상대적으로 목이 움츠러든다.

❿ 나쁜 생활 자세
많은 사람들이 바닥에 있는 물건을 들 때 손만 내밀어 잡는데 반드시 상체까지 함께 내려 안정된 자세를 취해야 한다. 또 집의 싱크대나 작업대가 너무 높거나 낮아서도 안 된다.

⓫ 그 밖의 불량 자세 습관들
- 책상에서 엎드려 자기
- 턱 괴고 앉기
- 스마트폰 귀에 대고 통화하기(이어폰을 쓴다)
- 태블릿 PC 바닥에 놓고 고개 떨어뜨리고 보기
- 다리 꼬고 몸통 비틀어 앉아 스마트폰 보기
- 엉덩이 빼고 앉기
- 의자에 기대 앉기
- 의자에서 고개 떨어뜨려 숙이고 잠자기
- 오래 앉아 있기
- 땅 보고 걷기
- 옆으로 누워 자기
- 엎드려 책 읽거나 스마트폰 보기
- 머리 숙여 스마트폰 보기

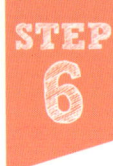

불량 자세 바르게 고치기

STEP 6

거북목은 대부분 평소 무심코 하는 잘못된 생활습관으로 인해 생긴다. 보통은 목을 숙이거나 앞으로 빼는 거북목 불량 자세 습관이 특별히 몸에 불편을 주거나 통증을 유발시키지 않기 때문에 심각성을 인식하지 못한다.

하지만 몸에 익숙한 나쁜 습관을 계속하다 보면, 결국 경추(목)를 감싸고 있는 인대와 근육이 느

서 있는 자세

정상적인 다리 길이는 좌우 대칭이 맞아야 하는데 체중을 한쪽으로 싣는 짝다리를 자주 하면 체중이 실리는 쪽 골반은 올라가고, 그렇지 않은 쪽 골반은 주저앉는다. 그러면 한쪽 바짓가락만 땅에 끌리거나, 신발이 한쪽만 심하게 닳는 현상이 생긴다. 나이가 들면 무릎관절 연골에 문제가 생겨, 한쪽 무릎만 관절염에 노출된다. 걸음걸이도 팔자걸음 안짱걸음으로 바뀐다.

- 옆모습: 발목부터 귀까지 일직선이 되도록 선다.
- 앞모습: 좌우 다리에 무게가 50:50으로 쏠리게 중심을 잡고 선다.
- 짝다리를 짚지 않는다.
- 기대지 않는다.

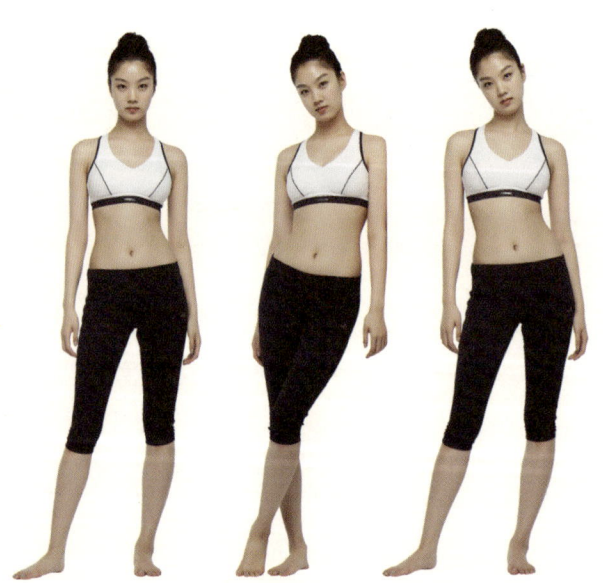

▷▷ 나쁜 자세

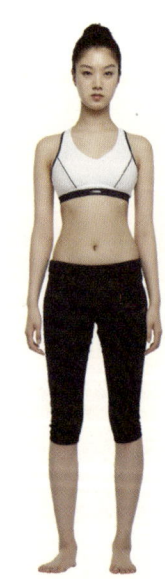

▶▶ 바른 자세

거북목 교정 운동

손해지고 약해지게 된다. 특히 신경을 누르고 디스크를 압박해 목디스크 증상에 시달리기 마련이다.
평소 무심코 하는 잘못된 생활습관을 주의 깊게 살펴보고, 단 한 번이라도 잘못된 습관을 고치려 하는 생각이 보기 흉하고 건강에도 안 좋은 거북목 증상에서 벗어나는 길임을 명심하길 바란다. 바른 자세를 취하고 꼼짝없이 있을 수만은 없으므로, 기본자세를 유지하면서 몸을 부드럽게 움직이는 것은 문제가 되지 않는다. 하지만 바르지 못한 자세로 장시간 있으면 신체에 반드시 무리가 간다. 올바른 자세 습관으로 몸의 부담을 덜어주자.

걷는 자세

정면을 응시하면서 몸에서 힘을 빼고 가슴은 활짝 편다. 팔은 시계추처럼 자연스럽게 흔들고 발은 11자를 유지해 앞으로 박차고 나가면서 약간 빠른 걸음으로 활기차게 걸어야 한다. 어깨는 항상 가볍게 만든다. 허리와 배도 수직으로 세운다.

- 발을 내딛을 때는 뒤꿈치부터 딛는다.
- 발바닥을 지면에 대면서 앞발에 체중을 싣는다.
- 먼저 뒤꿈치를 떼고 몸의 중심을 앞쪽으로 이동해간다.
- 몸의 중심을 앞쪽으로 이동하면서 엄지발가락을 지면에서 뗀다.

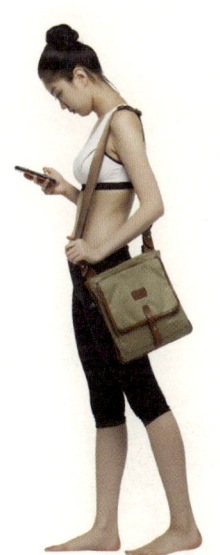

▷▷ 나쁜 자세

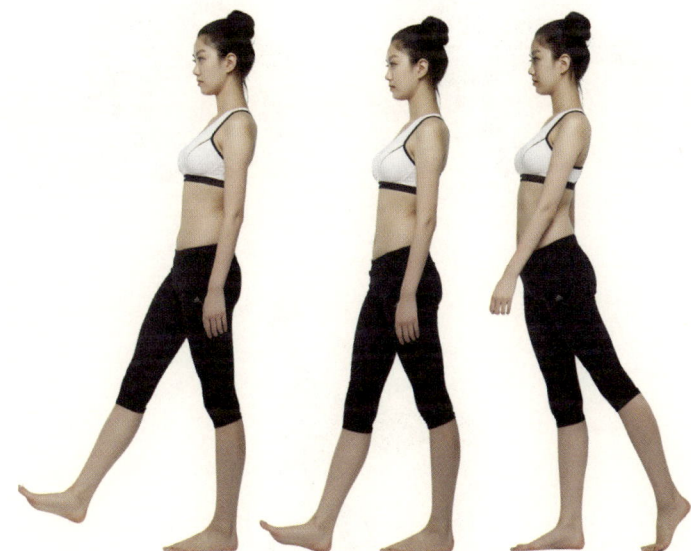

▶▶ 바른 자세

앉는 자세

의자에 앉기

먼저 바른 자세를 유지할 수 있는 의자를 선택한다. 시각적인 모양보다 지속적으로 허리를 세우고 편하게 앉아 있을 수 있는 구조의 의자인가가 중요하다. 발바닥이 바닥에 닿고 회전이 되지 않는 의자가 좋다. 현재의 학교 의자는 바른 자세 유지가 힘들기 때문에 좋지 않다. 귀, 어깨, 팔꿈치, 고관절의 중심선이 일직선에 놓이도록 앉는 것이 신체의 체중을 최대한 분산시켜 몸의 부담을 최소화하는 이상적인 자세다.

다음 5가지를 반드시 지켜서 앉는다
1 등받이에 엉덩이를 밀어넣고 등을 붙인다(상체의 체중이 분산되어 오래 앉아도 허리가 안 아프다).
2 턱을 수평으로 한다(거북목 체형으로 변형되지 않는다).
3 배에 힘을 주고 가슴과 척추는 펴준다.
4 다리는 45도 정도 벌려준다(골반이 안정적인 상태로 유지된다).
5 다리를 꼬지 않는다(골반이 틀어지지 않는다).

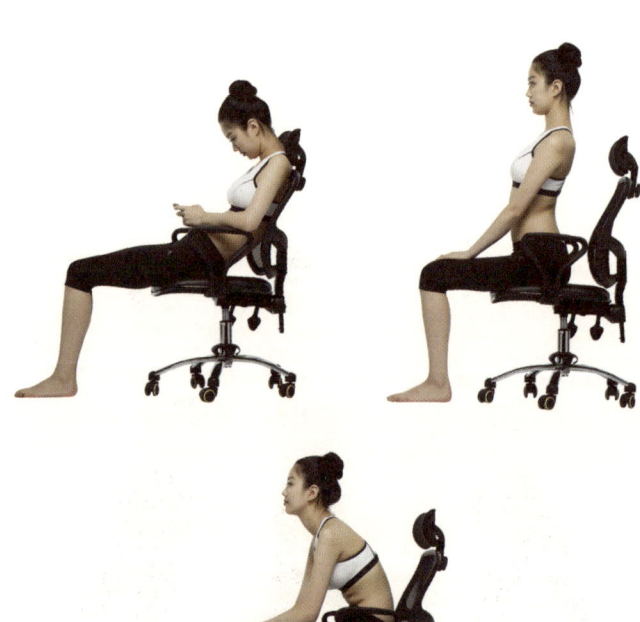

▷▷ 나쁜 자세   ▶▶ 바른 자세

바닥에 앉기

우리나라는 예전부터 온돌 문화여서 바닥에 양반다리 또는 W자 다리를 하고 앉는 습관이 자연스러웠다. 하지만 골반과 고관절, 그리고 연결된 목관절 등의 전체 체형 관절의 입장에서는 이러한 바닥에 앉는 자세는 상당히 좋지 않다.

- 다리를 펴고 앉는다(무릎관절을 편 상태, 골반과 고관절에 무리가 가지 않는 상태로).
- 바닥에 오래 앉지 않는다.
- 발을 크로스하지 않는다.
- 가급적 바닥에 앉지 말고 방석에 앉는다.
- 30분에 한 번씩은 일어난다.

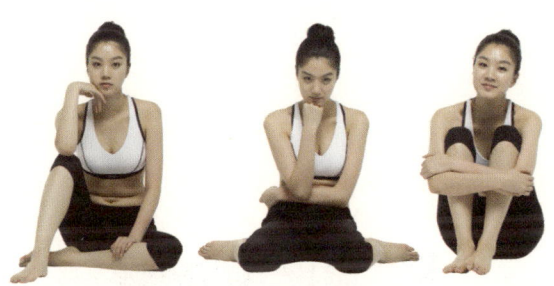

▷▷ 나쁜 자세　　　　　　　▶▶ 바른 자세

소파에 앉기

허리를 곧게 세우고 앉아야 한다. 소파는 재질이 푹신하므로 무심코 허리를 앞으로 쭉 빼고 목이 꺾인 자세를 취하는 경우가 많다. 엉덩이를 깊숙이 짚어 넣고 허리가 곧게 세워지도록 만드는 것이 좋다. 필요하다면 양반다리를 해서라도 허리를 세워주는 것이 바른 자세를 장시간 유지하는 데 도움이 된다.

운전 자세

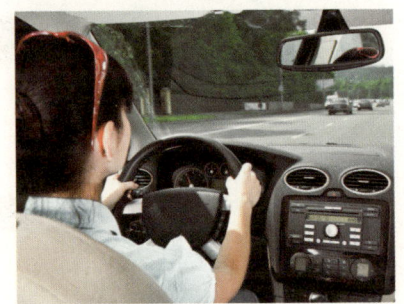

먼저 룸미러, 핸들, 의자를 자신의 골반과 척추에 맞춰 세팅한다. 등이 과도하게 뒤로 젖혀지지 않도록 가급적 곧게 세워주는 것이 좋다. 운전 시 비딱하게 앉는 경우가 참 많은데, 이는 골반과 척추가 휘어지게 만들 뿐 아니라 목에 과도한 긴장을 주어 좋지 않다. 액셀과 브레이크가 대부분 오른발 아래쪽에 있기 때문에, 오른쪽 다리를 자주 사용할 수밖에 없어 그 자체로 골반을 틀어지게 만드는 원인이 된다. 대다수 운전기사들이 무리한 동작을 하지 않음에도 허리 통증과 목, 어깨 통증으로 고생하는 이유가 바로 오른발만을 주로 사용해야 하는 편측 동작 때문이다. 오래 운전한 다음에는 반드시 몸을 풀어준다.

잠자는 자세

- 바르게 누워서 자야 한다. 손과 팔은 자연스럽게 옆에 놓고 정면을 보고 잔다.
- 엎드려 자면 골반을 후만시켜(뒤로 처지게 만들어) 골반이 벌어지게 만들고 동시에 고개(목)를 옆으로 틀고 있어야 하므로 턱 관절까지 어긋나게 한다.
- 옆으로 누워 자는 자세도 좋지 않다. 이 역시 골반을 틀어지게 만들고, 척추가 휘어지게 한다. 특히 바닥에 닿는 어깨는 구부러지고 근육과 신경이 눌려 어깨 통증을 유발시킬 수 있다.
- 경추(목)의 C자형 커브가 올바르게 유지되는 베개를 베고 잔다. 또한 목과 어깨의 근육을 긴장시키지 않는 부담 없이 편안한 높이가 적당하다. 잘못된 베개는 숙면을 방해할 뿐 아니라, 자고 일어나도 목과 어깨를 뻣뻣하게 만들며, 심지어 목을 돌리기 힘들 정도로 통증을 느끼게 된다.
- 베개를 베고 자지 않는 사람도 많은데, 이 경우 대부분 일자목 증상을 갖게 된다.

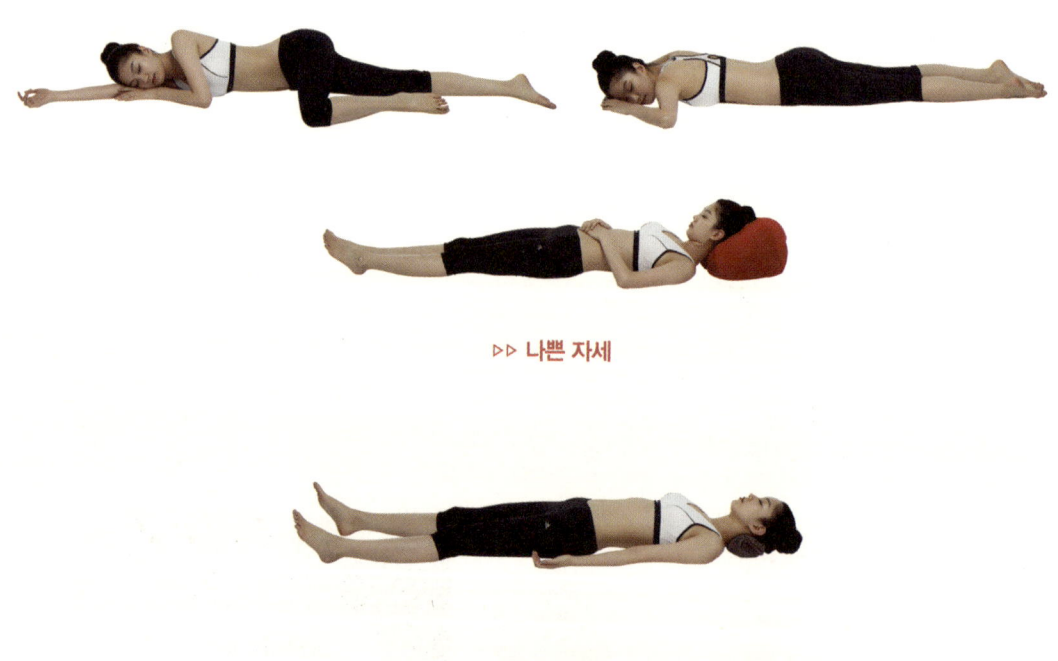

▷▷ 나쁜 자세

▶▶ 바른 자세

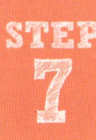

STEP 7 바른 자세 VS 불량 자세의 신체 시스템

곧고 반듯한 자세는 상대방에게 활기찬 인상을 심어준다. 경추를 통해 얼굴과 뇌로 혈액순환이 잘되다 보니 안색이 밝게 홍조를 띠고 생각도 긍정적이기 마련이다. 동시에 좌우 균형 잡힌 몸매의 기초가 된다.

반대로 일자목, 거북목 자세에서는 혈액순환이 막혀 안색은 어둡고, 동시에 척추가 휘어져 있어 어깨까지 좁아 보여 왜소하고 답답한 비호감 인상을 심어주게 된다.

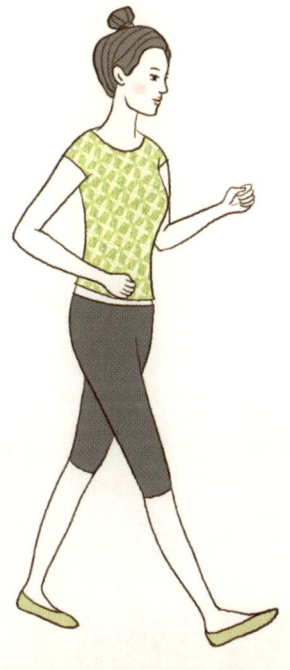
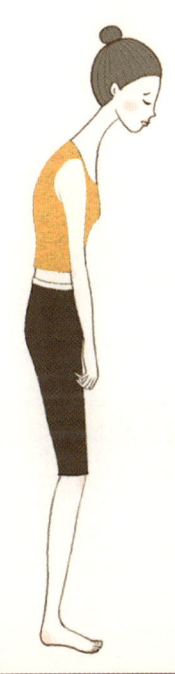

바른 자세에서의 신체 시스템	거북목, 굽은 체형에서의 신체 시스템
원활한 안면 혈액순환, 밝은 안색	혈액순환이 좋지 않아 어두운 안색
긍정적인 뇌	부정적인 뇌
건강한 뼈	약한 뼈 관절
탄력 있는 근육	뻣뻣하게 굳은 근육
건강한 윤활유 역할을 하는 연골	찢어지거나 닳은 연골
좌우 균형 잡힌 몸매	좌우 틀어진 몸매

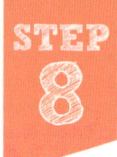

STEP 8 바른 업무 환경 만들기

지금 자신이 일하는 업무 환경을 확인해 보자. 특히 잘못 세팅된 컴퓨터 환경은 내 몸을 비틀어지게 하고, 구부정한 거북이 체형으로 망가뜨리는 원인이 될 수 있다. 잠깐은 내 몸에 불편하지만 곧은 자세 체형을 오래도록 유지시킬 수 있는 업무 환경이 바른 자세에 도움이 된다.

책상 자세

상체 고관절 부위만 굽혀서, 책상을 내려다보기 알맞게 상체를 숙인다.

머리 너무 숙이지 말고, 대체로 지면과 수평을 유지한다.

가슴 몸에서 힘을 빼고 가슴을 활짝 펴며, 허리가 바르게 세워져야 한다.

팔과 팔꿈치 책상 위에 가볍게 고여, 체중을 책상으로 흡수시켜야 한다.

복부 책상에 대고, 좌우 균형을 유지하는 것이 안정감이 있다.

다리 비스듬한 발판 위에 편하게 양발을 올려놓는다.

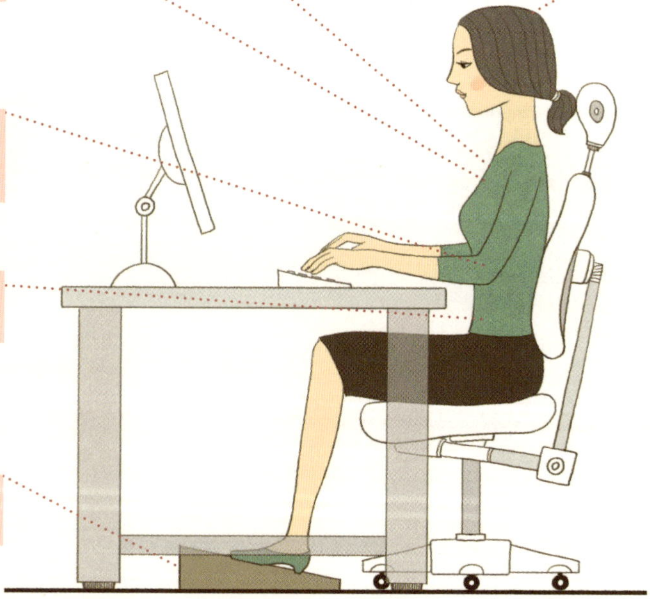

컴퓨터 자세

마우스 패드 손목이 꺾이지 않게 만드는 볼록하게 튀어나온 디자인의 패드가 좋다. 손목을 관통하는 신경이 눌려 손을 저리게 만드는 손목터널증후군의 원인은 마우스 사용 자세 때문이다. 장시간 손목이 꺾인 채 컴퓨터 작업을 하면, 대부분 손목이 저리고 뜨겁거나 차가워지는 증상을 느끼게 된다. 심한 경우는 손과 손가락의 느낌이 마비되는 것 같은 이상 증상을 느끼기도 한다.

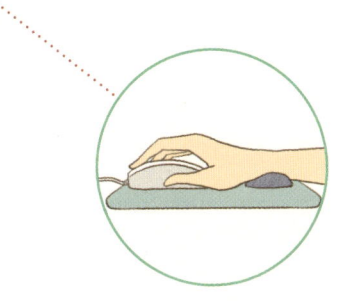

노트북 사용 업무 자세 노트북은 반드시 정면, 눈높이에 맞춰 화면의 높이를 조절한다. 노트북 거치대를 구입하거나 책을 놓아서라도 눈높이에 맞춰 사용해야 목이 구부러지는 거북목을 예방할 수 있다.

시선 키보드를 자주 내려다보지 말고 모니터를 본다.
근시인 경우 자기도 모르게 모니터에 가까이 다가가려고 해 허리가 구부러지므로, 시력에 알맞은 안경을 쓴다.

부득이 책상 위에서 키보드를 사용해야 할 경우에는 팔과 손의 위치만 달라지고 척추 골반의 기본 자세는 큰 변함이 없어야 한다.

모니터 높이보다 약간 낮아야 하고, 눈과의 거리는 40cm 이상이 좋다.

키보드 허리를 바르게 펴고 앉았을 때, 키보드와 복부 사이의 거리는 10cm 이내, 키보드 상면 높이가 팔꿈치 높이보다 10cm 정도 낮은 위치여야 한다. 이때가 허리가 펴지고 팔이 편하며, 키보드 조작 속도가 빠르면서도 오타가 적기 때문에 능률적이다.

팔꿈치 양 옆구리에 붙이는 것이 가슴을 펴는 데 도움이 된다.

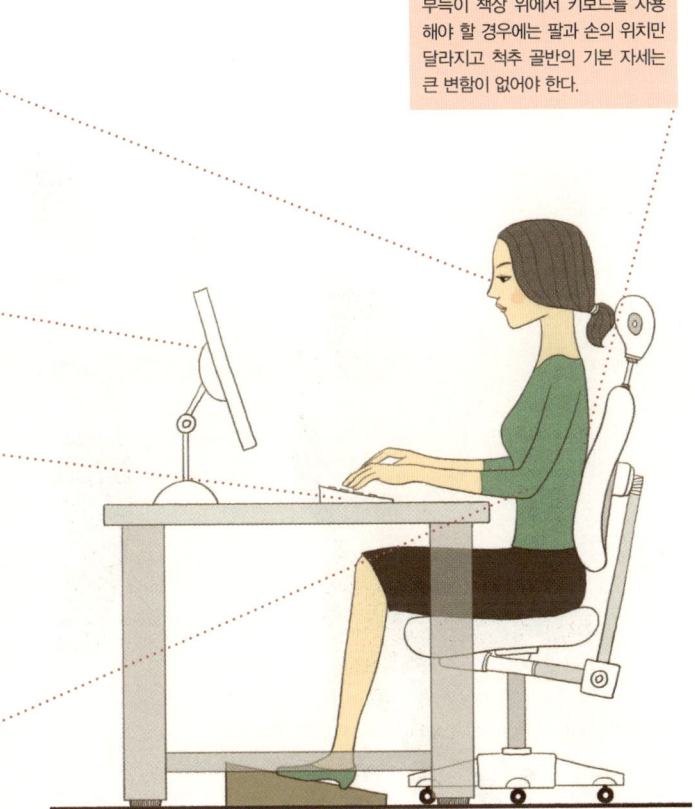

스마트폰, 태블릿 PC 사용 자세

대부분의 요즘 사람들은 스마트폰을 바닥에 놓고 머리를 숙이고 사용한다. 이렇게 되면 필히 거북목이 되기 마련이다. 스마트폰은 바닥에 놓지 않고 정면에서 바라보면서 사용한다. 또 장시간 통화 시에는 한쪽 귀에 대기보다는 이어폰을 이용한다. 책상이나 테이블에서 사용 시에는 팔꿈치를 올려놓고 눈높이에 맞춰 들어올려 터치를 하는 등 조작을 하여야 한다. 최근 스마트폰이 노트북보다 사용시간이 늘었다는 뉴스가 많이 보도되었다. 심지어 5세 이하 어린 유아들도 스마트폰에 중독이 되었다는 이야기가 더 이상 새로운 뉴스도 아닐 지경이다. 무심코, 편하고 익숙하다고 머리를 숙이고 웅크린 채 스마트폰 게임과 채팅에 열중하는 분들, 유심히 보면 대부분 이미 거북목을 갖고 있을 것이다.

턱 수평 자세 턱은 항상 수평을 유지한다.

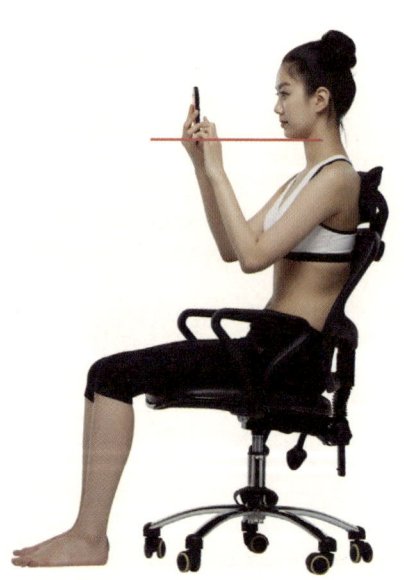
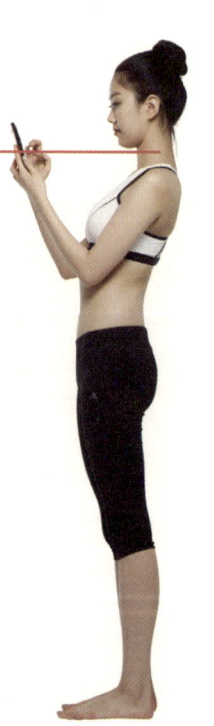
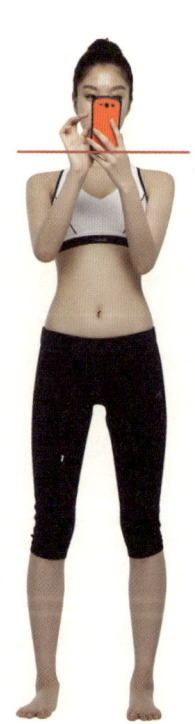

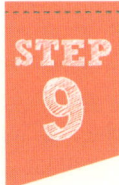

STEP 9 바른 자세가 경쟁력이다

예전에는 대다수 사람들이 통증 때문에 자세 교정을 받았다면, 요즘에는 굽은 자세로 인한 콤플렉스 때문인 경우가 많다. 최근 체형 교정을 받으려는 사람들의 이유는 통증을 제외한다면 대략 다음 세 가지로 요약해 볼 수 있다.

호감 가는 인상을 만들기 위해

체형이 보기 좋은 사람이 연봉을 더 받는다는 연구 결과도 있다. 그만큼 우리가 사람을 평가하는 데 있어, 무의식적으로 바른 자세 체형을 판단의 근거로 삼고 있다는 것을 의미한다. 구부정하고 왜소한 체형은 잠재적으로 비호감 인상을 준다. 심지어 왕따를 당하는 학생은 왜소하거나 구부정한 체형을 갖고 있는 경우가 상당히 많다고 한다. 성공하고 싶다면 곧고 반듯한 바른 자세 체형을 가져야 한다. 호감 가는 체형으로 긍정의 에너지를 심어주면, 한층 목표에 쉽게 다가설 수 있다.

좋은 자세로 업무 집중력을 높이기 위해

최근 앉아 있기도 힘들어 회사를 그만두는 사람이 많다. 조금만 앉아 있어도 목과 어깨가 욱신대고 뻐근하여 이리저리 뒤척이니 당연히 업무를 제대로 할 수 없다. 구부정한 자세는 몸의 피로를 쉽게 가중시킨다. 조금만 무리해도 몸이 피로해져 저녁만 되면 녹초가 되기 쉽다. 이러한 피로감은 잠으로도 해결되지 않고, 오히려 숙면을 방해하여 피로감이 몸속에 더 쌓이게 한다. 바른 자세 체형 교정으로 혈액순환과 척추가 좋아지면 몸이 가벼워지니 정해진 업무를 보다 집중력 있게, 깔끔하게 처리하여 남들에게 인정받는 것은 말할 것도 없고 성격도 훨씬 긍정적이고 활동적으로 변한다. 바른 자세는 성공 라이프를 위한 선순환의 기초이다.

키가 잘 자라게 하기 위해

구부정한 자세의 아이들은 대부분 키가 잘 자라지 않는다. 엄마들은 아이들 키를 키우기 위해 한약도 먹이고, 성장호르몬도 맞추는 등 그야말로 난리가 아니다. 하지만 작은 키의 근본적인 원인은 굽은 자세로 인하여 성장판 활동이 원활하지 못한 경우가 대부분이다. 뇌하수체에서 아무리 호르몬이 분비되더라도 내 몸이 효과적으로 받아들여 활성화시킬 수 없다면 성장이 되지 않는다. 잠자는 시간에도 침대에서 스마트폰을 하느라 웅크리고 생활하는 아이들은 당연히 척추가 휘어져 있으니 키가 제대로 자랄 리 만무하다. 한창 커야 할 시기에는 반드시 곧고 바른 자세 습관을 생활화해야 한다. 비단 성장판 문제만이 아니라도 구부정한 자세 체형에서는 소화도 잘 안 되며, 폐활량도 떨어져 체육시간에 조금만 뛰어도 헉헉대는 등 여러모로 신체 활동을 심각하게 저하시킨다. 비싼 약보다 곧은 자세만 생활화해도 성장에 확실히 도움이 된다는 점을 명심하자.

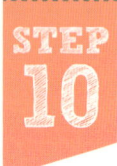

STEP 10 거북목 교정 후 이렇게 달라졌어요

목이 비틀어져 어깨까지 아픈 것은 물론 매일같이 두통에 시달리고 나아가 목디스크나 오십견으로 고생해온 사람들이 많다. 힘들지만 꾸준히 거북목 교정 운동을 해온 사람들의 변화된 과정을 보면서 도전할 용기를 내보자.(체험자의 이름은 가명을 사용했습니다.)

CASE 1 목 때문에 늘 머리가 멍했는데 꾸준한 운동으로 개운해졌어요   김철수, 남

어느 날 갑자기 찾아온 두통은 말 그대로 제 삶을 전반적으로 힘들게 했습니다. 머리가 아프니 늘 짜증이 나고 목과 어깨에는 잔뜩 힘이 들어가 무거운 등짐이라도 지고 있는 것처럼 뻣뻣했죠. 푹 자고 일어나도 머리가 맑지 않으니 아침이 개운하지 않은 것은 물론이었습니다.
두통약을 먹어도 그때뿐이니 한의원을 찾아가 진료를 받고 침도 맞아보고 물리치료도 꽤 오랫동안 했지만 별

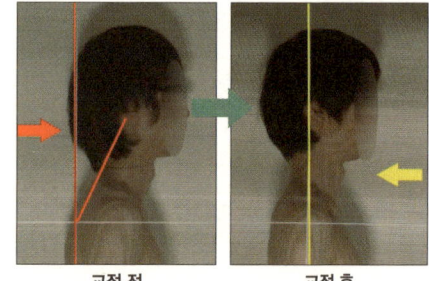

교정 전   교정 후

효과를 보지 못했습니다. 그러던 중 한 지인이 PNP를 소개해 주어 찾아가 검사를 받아보니 거북목은 물론이고 전체적인 골반 불균형, 굽은 등 등 여러 가지 안 좋은 결과가 나왔습니다.
다음 날부터 바로 주 2~3회 나가 운동을 배우고 관리를 받았는데 못 가는 날에도 집에서 간단한 스트레칭과 유산소운동을 빠지지 않고 했습니다. 이렇게 6개월을 열심히 하고 다시 검사를 받아보니 굽은 등과 거북목은 거의 정상으로 돌아왔고 목, 어깨의 불편함까지 많이 사라졌습니다. 아직 두통이 다 낫지는 않았지만 매일 아팠던 머리가 며칠에 한 번 정도 아픈 것으로 증상이 완화되었습니다.
살아오면서 나쁜 습관이나 자세로 변해버린 내 몸이 결국 불편함을 일으키고 생활을 어렵게 했다는 생각이 듭니다. 모든 신체 변화는 자기 관리를 어떻게 하느냐에서 온다는 선생님의 말이 떠오르네요. 예전으로 돌아가지 않기 위해서라도 이제부터는 관리를 철저히 하면서 노력하는 삶을 살아야겠습니다.

CASE 2 열심히 하면 더 좋아질 거라는 확신이 듭니다   서영규, 남

관리를 받기 전에는 몸 전체의 균형이 무너져 있었습니다. 가만히 서 있으면 앞으로 고꾸라질 것 같았고, 앉아 있을 때의 자세도 구부정하여 목, 어깨가 결려 아플 정도였습니다. 또 척추측만증으로 인해 한쪽으로 치우쳐진 자세 때문에 등 근육도 많이 결렸습니다.

3개월 차가 되었을 때 중간검사를 받았는데 완벽하지는 않지만 괄목할 만한 성과를 보았습니다. 앞으로 치우쳐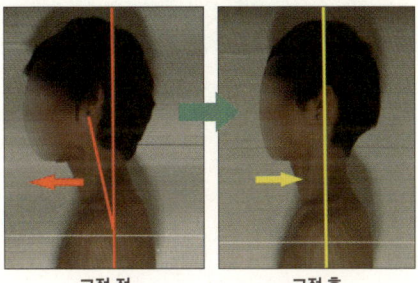

진 몸이 거의 바로 되었고 목, 어깨 주변부 근육 결림도 많이 호전되었습니다. 아직 3개월 정도가 남은 이 시점에서 더욱 열심히 하면 그만큼 더 좋아질 거라는 확신이 듭니다. 지금까지 해온 것보다 더 열심히 운동해서 인간 승리하겠습니다.

CASE 3 체계적인 운동 방식으로 결국 거북목의 해답을 찾았습니다   이은혜, 여

그동안 물리치료, 침, 추나요법 등 갖가지 방법을 써 경추와 요추 쪽 불편함을 고쳐보려 했지만 결과는 현 상황만 유지될 뿐 근본적으로 나아지지 않아 조금 더 체계적인 방식을 찾다가 이곳 PNP를 알게 되었습니다.

6개월이 지난 지금, 우선 거북목이 많이 좋아졌고 다리 길이도 어느 정도 균형이 잡혔습니다. 서 있을 때나 앉아 있을 때 너무 고통스러웠는데 지금은 많이 편해진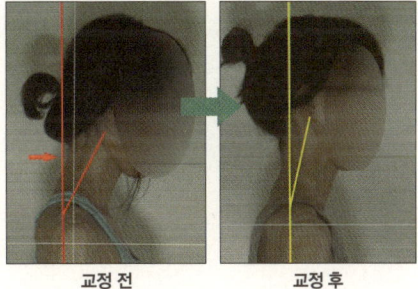

상태입니다. 요추전만증은 생각보다 더디게 호전되고 있지만 사후관리를 통해 꼭 바라던 균형 잡힌 몸을 만들어 나가고 싶습니다. 제가 이것저것 물어볼 때마다 친절하게 알려주셔서 정말 큰 도움이 되었던 것 같습니다. 남은 기간, 더 집요하게 물어보며 운동하겠습니다.

CASE 4 목이 빠질 것 같아 대학 입시를 앞두고 치료를 결심했습니다   김선영, 여

필리핀에서 고등학교를 다녔습니다. 그곳에서는 시험을 볼 때 보통 3시간 정도 걸리는데 그때마다 고개 숙이고 움직이지도 못하고 집중해야 해서 정말이지 목이 빠질 것 같았습니다. 다른 친구들은 편안한데 나만 너무 힘들게 본다고 느꼈습니다. 대학 가면 공부를 더 열심히 해야 하는데 이 상태로는 안 되겠다는 생각이 절실했습니다. 그래서 졸업을 앞두고 있지만 잠시 짬을 내

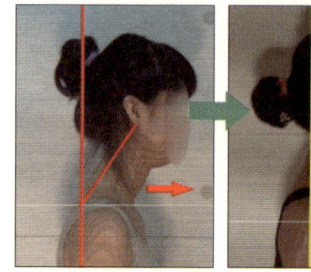
교정 전   교정 후

서 한국으로 나왔습니다. 그만큼 힘들었으니까요. 수술을 해야겠다는 생각에 한국에서 이것저것 인터넷으로 찾아보다 PNP를 알게 되었습니다. 그리고 검사를 하니 제가 생각했던 거북목, 요추 전만뿐만 아니라 굽은 등은 물론이고 발바닥까지 이상이 있었습니다.

PNP가 맘에 들었던 이유는 수술이 아닌 운동으로 치유한다는 점입니다. 인공적인 방법이 아닌 자연치유라 정말 마음에 들었습니다. 약 3개월 뒤 중간검사를 했는데 처음 찍었던 몸 사진과 비교해 보니 많이 좋아졌습니다. 솔직히 기대를 크게 안 했기 때문에 조금 놀랐습니다. 아플 때는 절실했지만 조금 나아지니 나태해져 평소 빠지기도 많이 했거든요. 집에서 운동을 하지 않은 적도 있으며 나와서도 대충 하기도 했습니다. 그런데도 많이 좋아져서 기분이 좋았습니다. 그동안 더 열심히 했으면 어쩌면 완치가 되었을 수도 있겠구나 하는 생각을 하니 안타까운 마음이 드네요. 사람들은 대부분 옛날 생각 못하고 조금만 나아져도 게으름을 피우는데 저 또한 그랬던 것 같습니다.

일단 PNP에서 저에게 도움을 주신 모든 분들에게 감사드립니다. 친절하게 가르쳐주시고 친하게 말 걸어주신 거요. 아, 그리고 제가 가장 큰 도움을 받았던 처치에 대한 팁 하나 드릴게요. 잘 때 다리를 끈으로 묶고 자면 효과가 200퍼센트예요. 운동하고 나면 몸이 좋아져 있잖아요. 그런데 자고 일어나면 몸이 다시 돌아간 느낌이 들거든요. 묶고 자면 일어나서도 계속 몸이 좋은 느낌이 듭니다. 저는 수건과 운동화 끈으로 묶고 잤어요. 하나 더 말하자면 몸이 좋아진다고 믿고 운동하면 효과가 더 큰 것 같아요. 처음엔 진짜 몸이 좋아질까 했지만 정말 좋아지네요. 굉장히 신기해요.

※잘 때 묶고 자는 방법은 《다리 교정 다이어트》(청림Life, 황상보)를 참조하세요.

CASE 5 팔 저리는 것도 사라졌고, 오래 서 있어도 허리가 안 아파요   김혜진, 여

중학생이 되면 여자애들은 외모에 신경을 많이 쓰게 되죠. 저도 이때 유난히 거울을 자주 보고 친구들과 사진도 많이 찍었는데 우연히 어느 날 친구가 찍어준 사진을 보다가 제 목이 약간 틀어져 있다는 사실을 발견했습니다. 그렇지만 그때는 그냥 보기에 이상하다는 정도로 불만을 가졌을 뿐이고 그게 안 좋다는 것도 몰라 그냥 두었습니다. 또 휜 다리 때문에 긴 바지를 입으면 옷

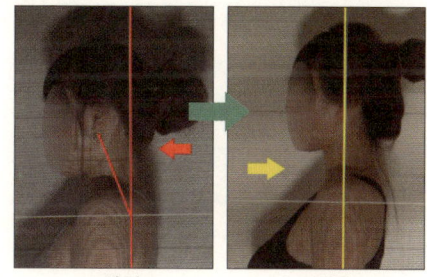

교정 전   교정 후

이 바르지 못하고 자꾸 틀어지고 그렇다고 반바지를 입으면 무릎이 돌아가 있어서 신경이 쓰였습니다.

그런데 이 모든 게 고쳐야 할 거라는 걸 모르고 그냥 지내다가 고 3 때 하루는 목이 너무 아파 정형외과에 갔던 적이 있습니다. 그때 거북목이란 단어를 처음 듣게 되었고 고쳐야 할 필요성을 느꼈습니다. 그래서 휜 다리도 고칠 겸 교정 운동과 수술을 알아보다가 뼈 변형의 원인인 불량 자세부터 고쳐야겠다는 생각에 운동으로 교정하는 PNP에 가서 검사를 받으니 생각보다 많이 심각하더라고요.

솔직히 처음 상담했을 때는 기대 반 의심 반이었습니다. 보여주신 다른 분들의 교정 전후 사진도 좀 안 믿겼고요. 그렇게 심하던 게 고쳐질 수 있다는 게 말이 안 된다고 생각했는데 운동을 다른 사람들에 비해 꾸준히 나가지 못했음에도 거의 다 좋아졌어요. 우선 거북목이 고쳐졌고요, 요추 전만도 많이 나아졌고 팔자걸음도 일자가 되었어요.

너무 신기한 건 발목이 돌아가 있었는데 그게 고쳐졌고 다리 길이가 딱 봐도 달랐는데 이제 똑같아졌다는 거예요. 휜 다리는 사진으로는 교정이 안 된 것처럼 보이는데 주변 사람들은 그래도 많이 좋아졌다고 하네요. 너무 만족합니다. 팔 저리는 것도 사라졌고 오래 서 있어도 허리가 하나도 안 아파요. 선생님들이 재미있게 말해주시고 옆에서 격려도 많이 해주어서 더 쉽게 운동한 것 같아요. 아픈 곳 있다고 그러면 걱정도 해주시고 찜질할 수 있게 도와주셔서 감사했습니다. 친구들에게도 알려주고 싶어요. 꾸준히 잘 나갔다면 휜 다리도 많이 좋아졌을 텐데 귀찮아도 잘 나갈 걸 그랬어요. 앞으로는 열심히 할게요.

CASE 6   거북목 운동으로 건강하고 아름다운 몸으로 거듭나세요   박제형, 남

초기에는 거북목과 척추측만 등 모든 증상이 심각한 상태였습니다. 검사받기 전까지는 그렇게 심각한 줄도 몰랐는데 PNP에 오고 나서부터는 내 몸의 상태를 정확히 알 수 있었습니다. 요즘에는 누구나 의자에 앉아 있는 시간이 많고, 스마트폰을 보느라 고개를 숙이게 되는 습관 때문에 몸이 균형을 잃어가고 있는데 많은 사람들이 이런 사실을 모르고, 아니 무시하고 있는 것 같습니다.

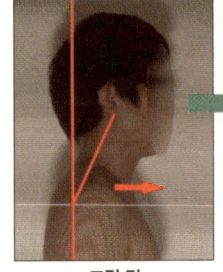
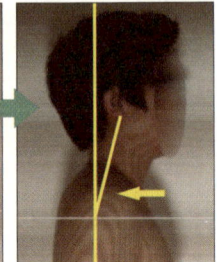

교정 전   교정 후

제 경우 운동 결과는 매우 만족입니다. 거북목, 측만, 굽은 등의 모든 증상이 완화되었고 무엇보다 앞으로 좋은 자세를 가지려고 평상시에도 노력을 하고 꾸준히 교정 운동을 해야겠다는 결심을 하게 되었으니까요. 저는 키가 큰 편인데 그래서인지 자고 나면 허리나 목이 뻐근한 적이 많았는데 그런 증상도 사라졌습니다. 또 운동할 때마다 생겼던 허리가 불편한 증상도 사라졌고요.

주변에 체형 교정이 필요해 보이는 사람들을 보면 항상 운동을 통해 자세 교정을 하라고 말하곤 합니다. 거북목 운동으로 많은 사람들이 건강하고 아름다운 몸으로 거듭나길 바랍니다.

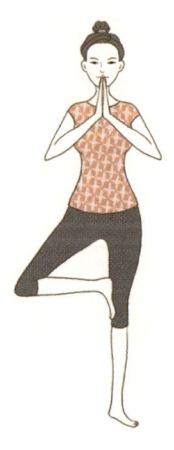

| CASE 7 | 체형 교정은 개인의 노력에 따라 결과가 달라집니다 | 조준영, 남 |

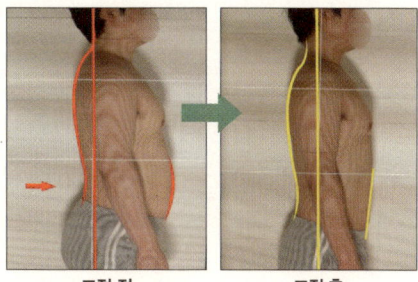

교정 전 → 교정 후

뒷목이 항상 뻐근하고 잠자고 일어난 후에도 피곤하고 허리가 아팠습니다. 또 장시간 걷거나 뛰는 경우 한쪽 골반과 무릎에 불편함이 있었고요. 검사 결과 목이 전방으로 빠져나와 있는 거북목 증상과 앞으로 기울어져 있다는 사실을 알게 되어 이 부분을 집중 교정하여 체형이 수직으로 곧아졌고 목과 허리의 불편한 증상이 개선되었습니다. 건강 측면에서 좋아진 것은 물론 외관상으로도 큰 효과를 보았습니다. 무엇보다 교정 과정을 통해 배운 운동요법으로 스스로 치유하는 방법을 알게 된 점이 가장 큰 소득이자 효과가 아닌가 생각합니다.

제 경험으로 봤을 때 체형 교정은 절대적으로 개인의 노력, 특히 운동에 따라 그 결과가 달라지는 것 같습니다. 기대만큼 효과가 없다고 실망하지 말고 꾸준히 하면 나중에 꼭 달라진 모습을 보게 됩니다. 문제는 이 사실을 알면서도 실행으로 옮기기가 어렵다는 거죠. 교정 과정을 통해 바른 체형은 물론 건강과 자신감을 회복하기 바랍니다.

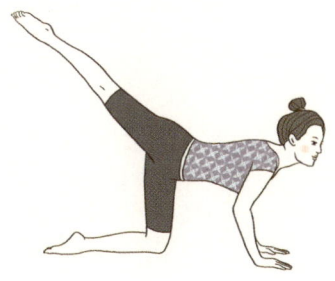

| CASE 8 | 노력한 만큼 몸은 정직하게 보답합니다 | 손한길, 남 |

목과 어깨 불편함이 굉장히 심한 상태였고 휜 다리로 인해 여러 곳에서 교정을 받았는데도 차도가 없어 우울한 나날을 보내고 있었습니다. 그러던 중 PNP를 알게 되어 체계적인 검사 진행 후 상담을 받고 정말 마지막이란 생각으로 등록했습니다. 다른 곳과는 달리 꼼꼼한 지도와 관리, 자가 운동의 중요성을 알려주셔서 즐겁게 노력할 수 있었습니다. 목의 뻐근함과 어깨 뭉침은 거

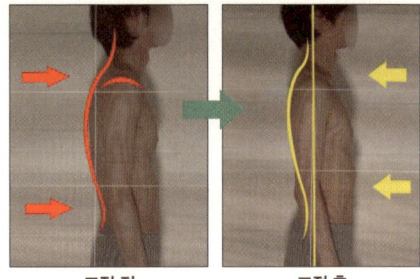

교정 전   교정 후

짓말처럼 없어졌고 허벅지 안쪽에 근력이 생겨 보기 싫었던 빈 공간이 많이 붙었습니다. 굽은 어깨도 펴져서 자신감이 생기고 전체적으로 컨디션도 좋아지고 몸이 가벼워져서 좋습니다. PNP를 다니기 전까지는 노력 없이 몸이 바뀌길 바랐는데, 이번 기회를 통해서 노력한 만큼 몸은 정직하게 보답한다는 걸 느꼈습니다. 앞으로 더 꾸준히 운동해서 지금보다 아름다운 체형이 되도록 열심히 하려고 합니다.

| CASE 9 | 꾸준히 운동하면서 평소 바른 자세를 유지하는 게 중요해요 | 오나연, 여 |

교정받기 전에는 휜 다리가 굉장히 콤플렉스였습니다. 교복 치마를 입을 때도, 바지를 입을 때도 휜 다리 때문에 편히 입지 못했고 주변에서 자세 좀 바르게 하고 다니라는 소리를 정말 많이 들었습니다. 고개가 앞으로 나와서 전체적으로 구부정해 보이고 그러니 공부하다 보면 허리도 아프고 뒷목도 뻐근했습니다.

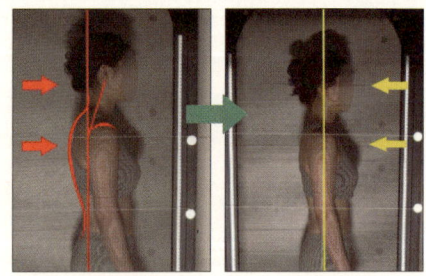

교정 전   교정 후

일단 척추측만과 거북목이 많이 좋아져서 키도 커지고 뒷목 결림이나 허리 불편함이 사라졌습니다. 휜 다리는 완전히 교정되지는 않았지만 옛날보다는 좋아졌고 골반 균형을 맞추니까 다리 길이 차이도 없어졌습니다. 중간 검사할 때마다 나아지는 모습에 뿌듯한 마음이 들고, 다리 꼬기와 짝다리 짚는 습관을 고쳐서 기분이 좋습니다. 학교 다니며 운동을 하려니 귀찮고 나오기 힘들었지만, 꾸준히 하는 게 중요한 것 같습니다. 처음에는 센터에만 나오면 다 고쳐지는 줄 알았는데 스스로 운동하면서 바른 자세를 유지하려고 노력해야만 개선될 수 있음을 절실히 느꼈습니다.

CASE 10 몸의 작은 신호들을 방치하면 결국 몸이 반란을 일으킵니다 양윤정, 여

오랫동안 평소 바르지 못한 자세와 생활습관으로 서서히 전신에 문제점이 나타나기 시작했습니다. 목은 거북목으로 뒷목이 뻐근해지더니 어깨가 뭉치고 등줄기로 전기 자극처럼 찌릿찌릿 신경이 눌리는 듯한 증상이 생겼고, 어깨 양쪽 높이가 달라 한쪽만 속옷 끈이 흘러내리고, 골반과 다리는 한 25년을 하이힐만 신어왔더니 요추전만과 뒤틀림으로 인해 치마를 입으면 한쪽으로

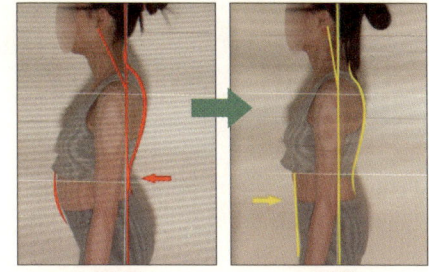

교정 전   교정 후

만 돌아가고, 다리는 오다리가 갈수록 심해져서 바지를 입으면 바지 무릎 중앙이 바깥으로 돌아가곤 했습니다. 또 한쪽으로만 꼬고 앉는 습관 때문인지 다리 길이도 차이가 나 구두나 신발이 한쪽만 닳는 현상이 있었고, 무릎과 발목에 불편한 증상이 느껴져서 걷는 운동도 맘껏 할 수 없었습니다. 아프기까지 몸의 작은 신호들을 방치했던 오랜 세월이 얼마나 어리석었는지 깨달았고, 이제라도 이곳을 만난 것은 저에겐 정말 행운이라고 생각하게 되었습니다.

처음 한두 달은 뻣뻣한 관절과 부분적으로 뭉친 근육을 푸느라 엄살을 부리기도 했지만, 개개인 맞춤 운동 처방과 관리를 통해 열심히 노력하던 중 3개월째 되던 날 중간검사를 받았습니다. 내 눈으로 직접 처음 이곳에 온 날 찍은 사진과 현재의 제 모습을 상세히 비교 분석해 보니 놀라움에 저절로 눈이 커졌습니다. 앞으로 쏠린 목과 상반신 전체가 제자리를 찾아 반듯하게 서 있고 다리 길이도 같아졌으며 오다리도 예전에 비해 확연히 간격이 줄었습니다. 무엇보다 목과 어깨의 불편함과 저림 증상이 없어져 스스로 몸이 좋아졌음을 자연스레 느끼기는 했지만 사진으로 보니 더 잘 알 수 있었습니다.

우후죽순 쏟아지는 수많은 광고매체를 통한 과대 포장 홍보들이 과연 진실일까, 조작일까 하는 의문 속에서 의심 많은 제가 절실함으로 이곳저곳을 알아보던 중 이곳을 찾게 된 계기는 수많은 회원들의 확연히 바뀐 결과 사진을 통해 신뢰를 갖게 되었기 때문입니다. 현재 저는 4개월 조금 넘게 관리를 받는 중이며 기대 이상으로 만족하고 있습니다. 이렇게 제 사례를 구체적으로 말씀드리는 이유는 저와 같은 고민을 갖고 있지만 어떤 곳을 가야 할지 결정하기 힘들어하는 분들에게 저의 진심이 담긴 솔직한 체험 수기가 도움이 되기를 바라는 마음에서입니다. 누구보다 그런 분들의 마음을 잘 알기 때문입니다.

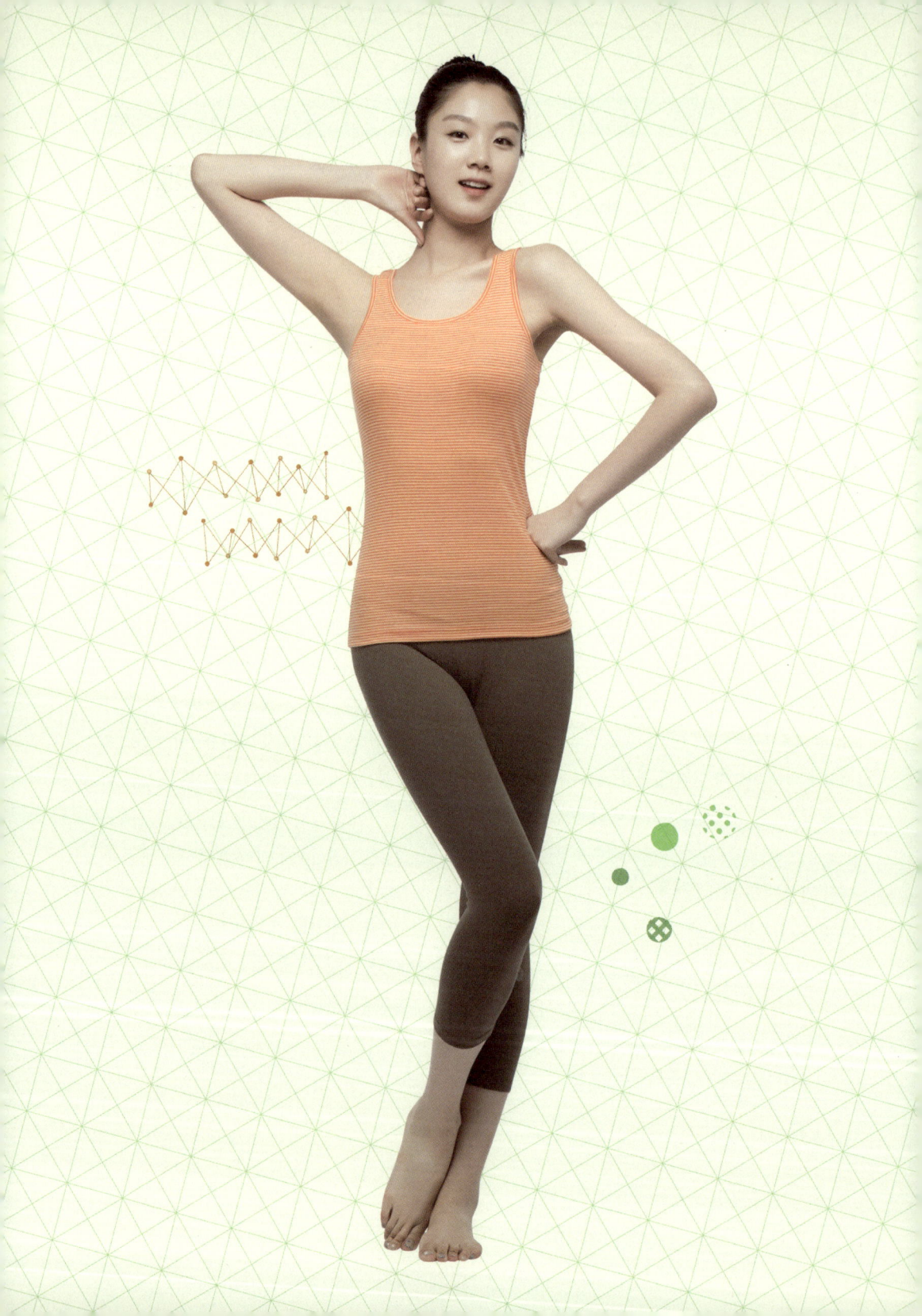

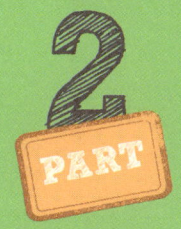

거북목 교정 14일 프로그램

보기에도 안 좋고 건강에도 나쁜 거북목 증상을 더 이상 방치하지 말자. 하루 30분 투자, 14일이면 반듯하고 곧은 목을 만들 수 있다. 부수적으로 구부정한 자세로 줄어든 키도 1cm 커지는 숨은 키 효과를 얻게 된다.

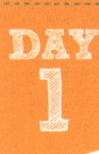

DAY 1 — 거북목 교정 기초 운동

늘 목과 어깨에 얹혀 있는 곰 한 마리, 거북목 스트레칭으로 개운하게 떨어내자.

1 목 스트레칭

구부정한 자세로 컴퓨터 업무를 하는 등, 나쁜 자세로 인한 거북목 증상을 교정해 준다.

30회

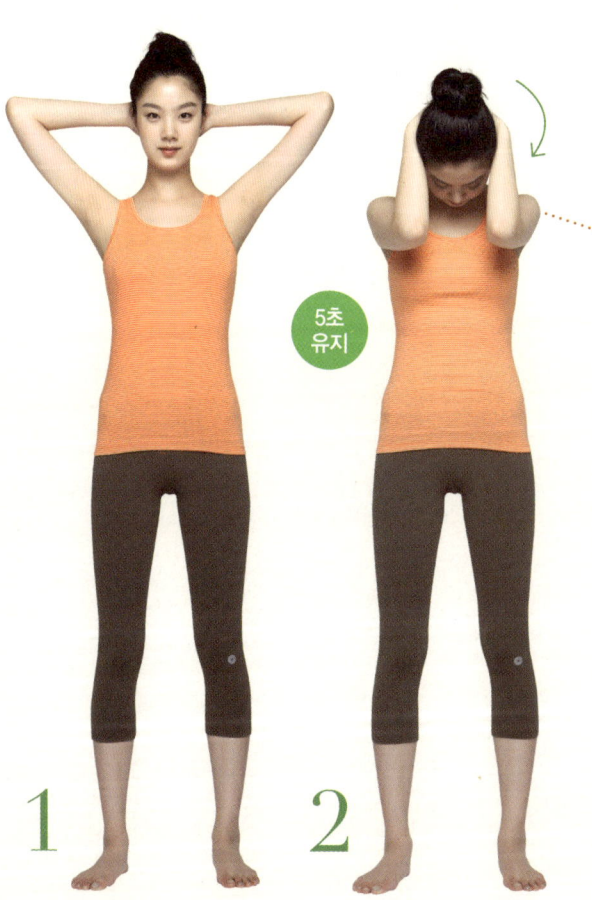

1 양발은 어깨너비로 벌리고 바른 자세로 선 다음 양손을 올려 머리 뒤쪽에서 깍지 낀다.

2 양팔을 접으며 머리를 지그시 눌러 뒷목을 스트레칭해준다. 5초 동안 그 상태를 유지했다가 처음의 위치로 돌아간다.

POINT 목과 어깨 옆부분 전체가 판판하게 펴지며 개운해지는 것을 느낀다.

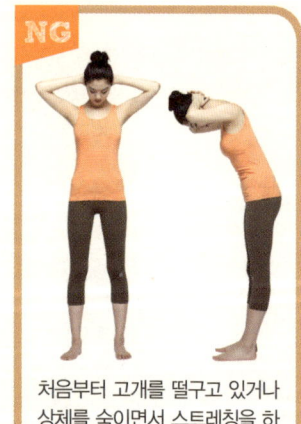

NG 처음부터 고개를 떨구고 있거나 상체를 숙이면서 스트레칭을 하면 운동 효과가 적다.

2 목 45도 스트레칭

뻣뻣한 목과 어깨가 개운하게 풀어지며, 목이 길어 보이게 하는 효과가 있다.

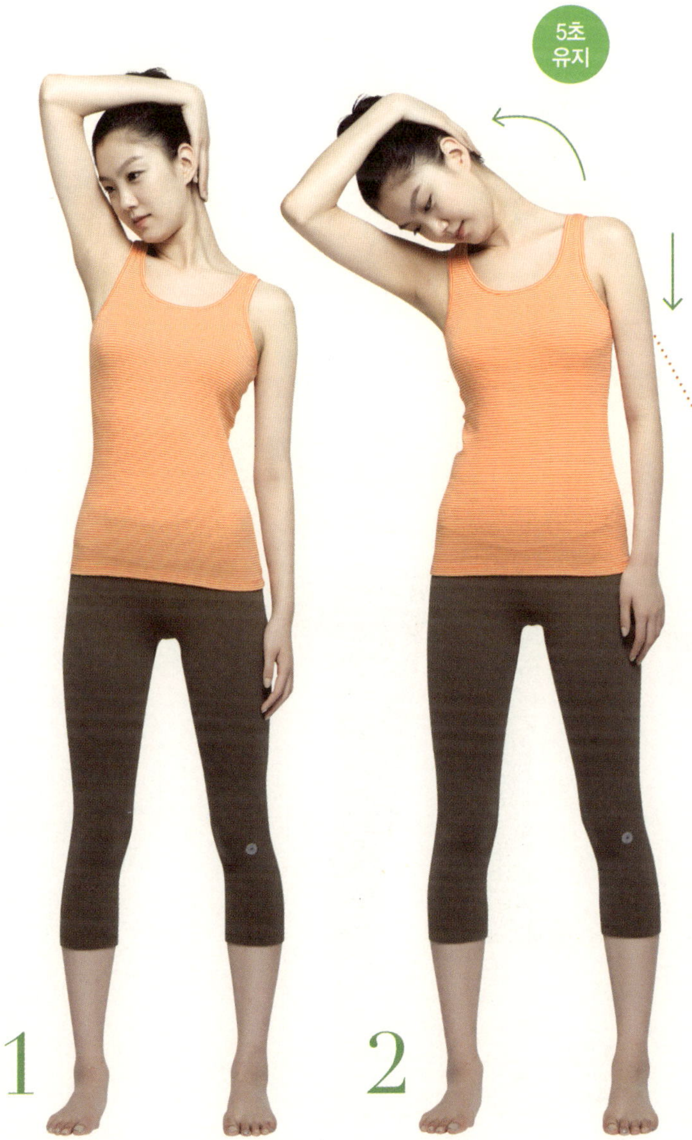

좌우 30회

5초 유지

1 양발은 어깨너비로 벌리고 바른 자세로 서서 오른팔을 들어 머리 위를 지나 왼쪽 귀 뒷부분에 손바닥을 댄다.

2 손목과 팔꿈치의 힘으로 45도 방향으로 목을 지그시 눌러준다. 5초 동안 그 상태를 유지했다가 처음의 위치로 돌아간다. 반대쪽도 같은 방법으로 실시한다.

POINT
반대쪽 어깨는 아래로 눌러준다.

1 2

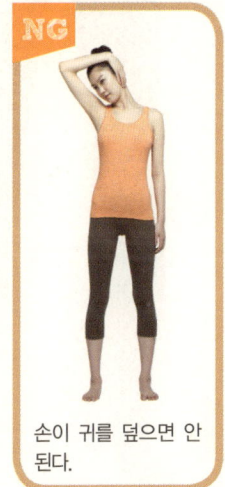

NG
손이 귀를 덮으면 안 된다.

PART 2 거북목 교정 14일 프로그램

3 목 옆 스트레칭

목과 어깨 옆부분 전체가 판판하게 펴지며 개운해진다.

좌우 **30회**

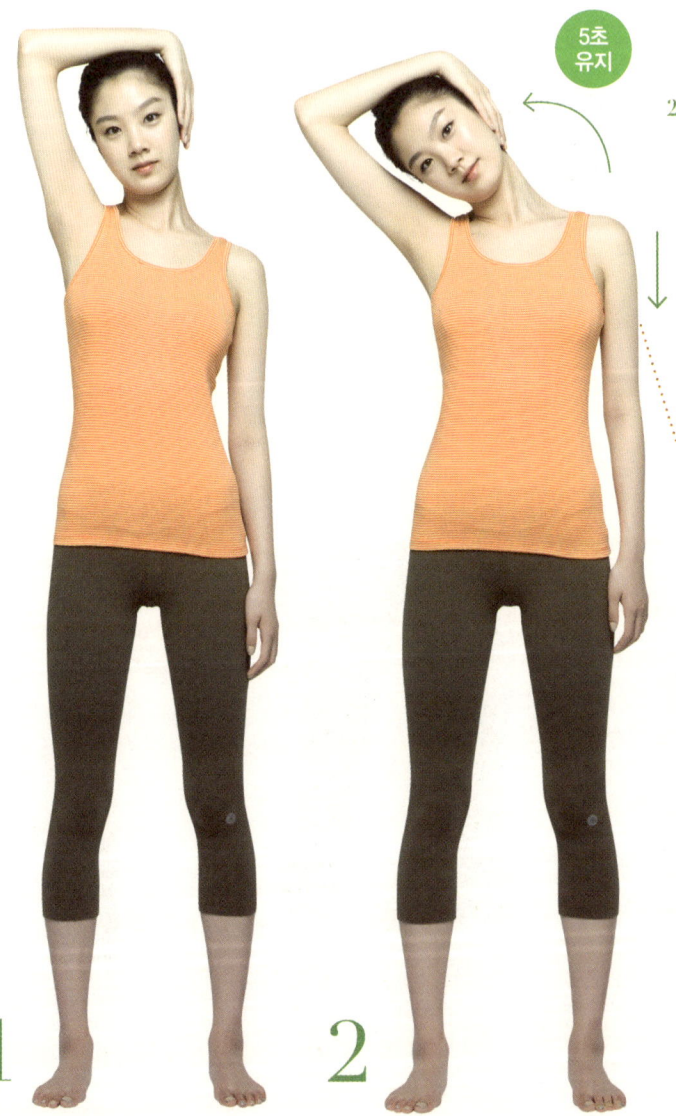

5초 유지

1 양발은 어깨너비로 벌리고 바른 자세로 서서 오른손을 들어 머리 위를 지나 왼쪽 귀를 손가락으로 감싼다.

2 손가락이 아닌 손목과 팔꿈치의 힘으로 오른쪽으로 지그시 눌러준다. 5초 동안 멈췄다가 처음의 위치로 돌아간다. 반대쪽도 같은 방법으로 실시한다.

POINT
반대쪽 어깨는 아래로 눌러준다.

4 목 뒤로 젖히기

목 앞 근육을 자극하고, 축 늘어진 목주름을 판판하게 펴 거북목을 교정한다.

30회

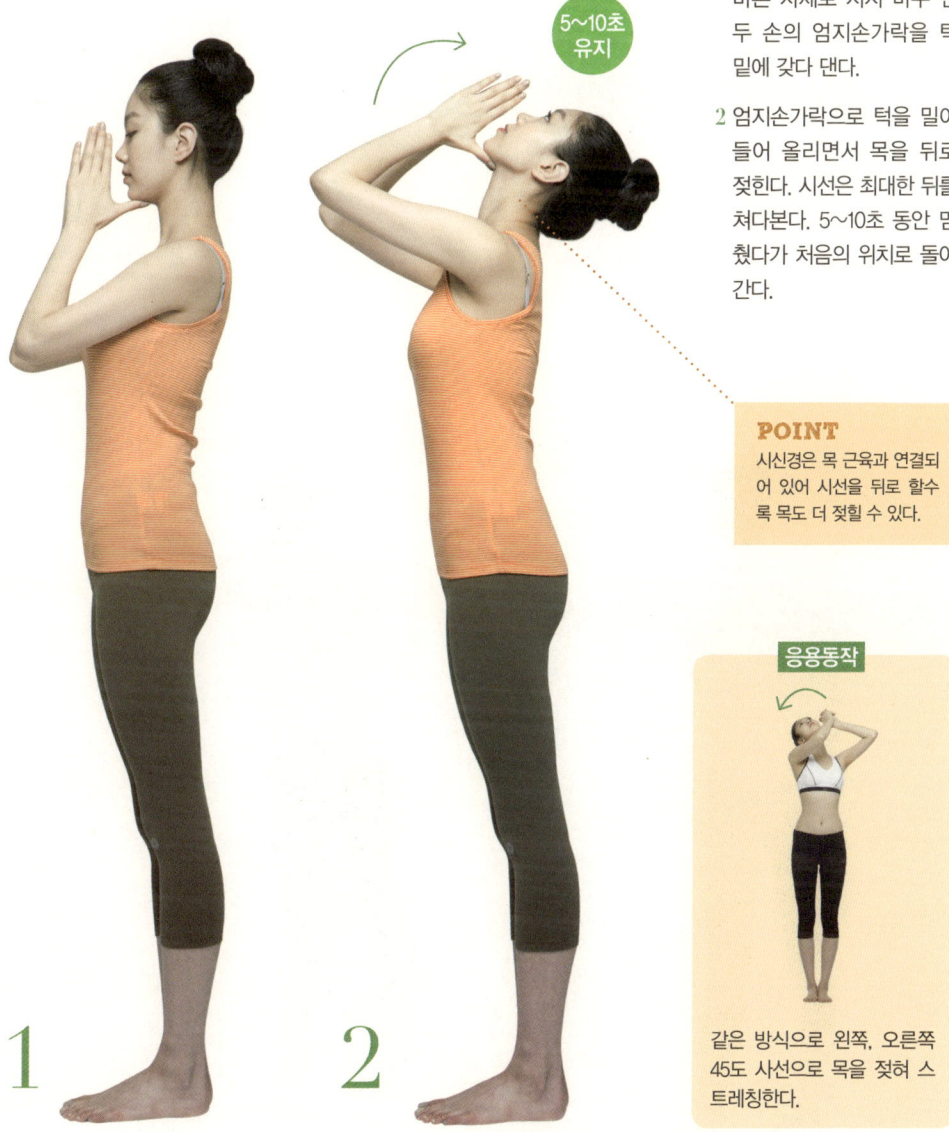

1. 양발은 어깨너비로 벌리고 바른 자세로 서서 마주 댄 두 손의 엄지손가락을 턱 밑에 갖다 댄다.

2. 엄지손가락으로 턱을 밀어 올리면서 목을 뒤로 젖힌다. 시선은 최대한 뒤를 쳐다본다. 5~10초 동안 멈췄다가 처음의 위치로 돌아간다.

POINT
시신경은 목 근육과 연결되어 있어 시선을 뒤로 할수록 목도 더 젖힐 수 있다.

응용동작
같은 방식으로 왼쪽, 오른쪽 45도 사선으로 목을 젖혀 스트레칭한다.

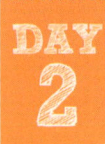

DAY 2 굽은 등 교정 & 흉근 스트레칭 1

스마트폰, 컴퓨터로 인해 만성적으로 구부정해진 자세를 곧게 만들어보자.

1 모서리 짚고 흉근 스트레칭
가슴 앞쪽을 개운하게 펴줘 폐활량을 높인다.

30회

1. 척추 라인을 바르게 잡고 어깨너비로 발을 벌려 벽의 모서리 앞에 서서는 양 손바닥으로 좌우 벽을 짚는다.
2. 가슴과 상체를 지그시 앞으로(모서리에) 붙이려 한다. 이때 목은 최대한 뒤로 젖히고 그 상태에서 5초간 버틴다.

5초 유지

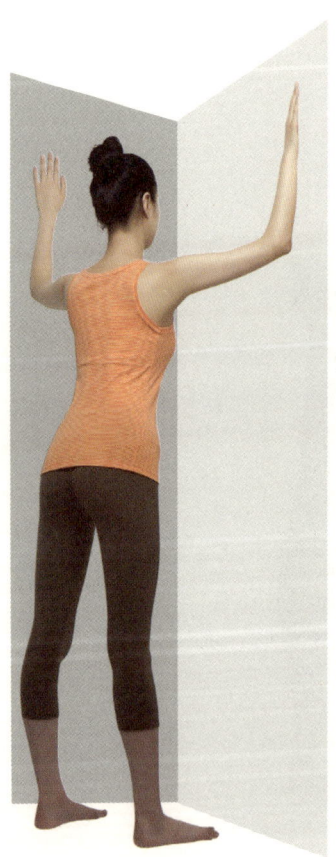

POINT 시신경은 목 근육과 연결되어 있어 시선을 뒤로 할수록 목도 더 젖힐 수 있다.

2 벽 짚고 굽은 등 교정 스트레칭

거북목, 굽은 등을 반듯하게 교정시켜 준다.

30회

1. 척추 정렬을 바로잡고 양발을 어깨너비로 벌리고 벽 앞에 서서 팔을 펴 손바닥으로 벽 위쪽을 짚고 상체를 숙인다.

2. 등은 최대한 쭉 편 상태에서 목과 어깨를 뒤로 젖힌다. 그 상태를 5초 동안 유지한다.

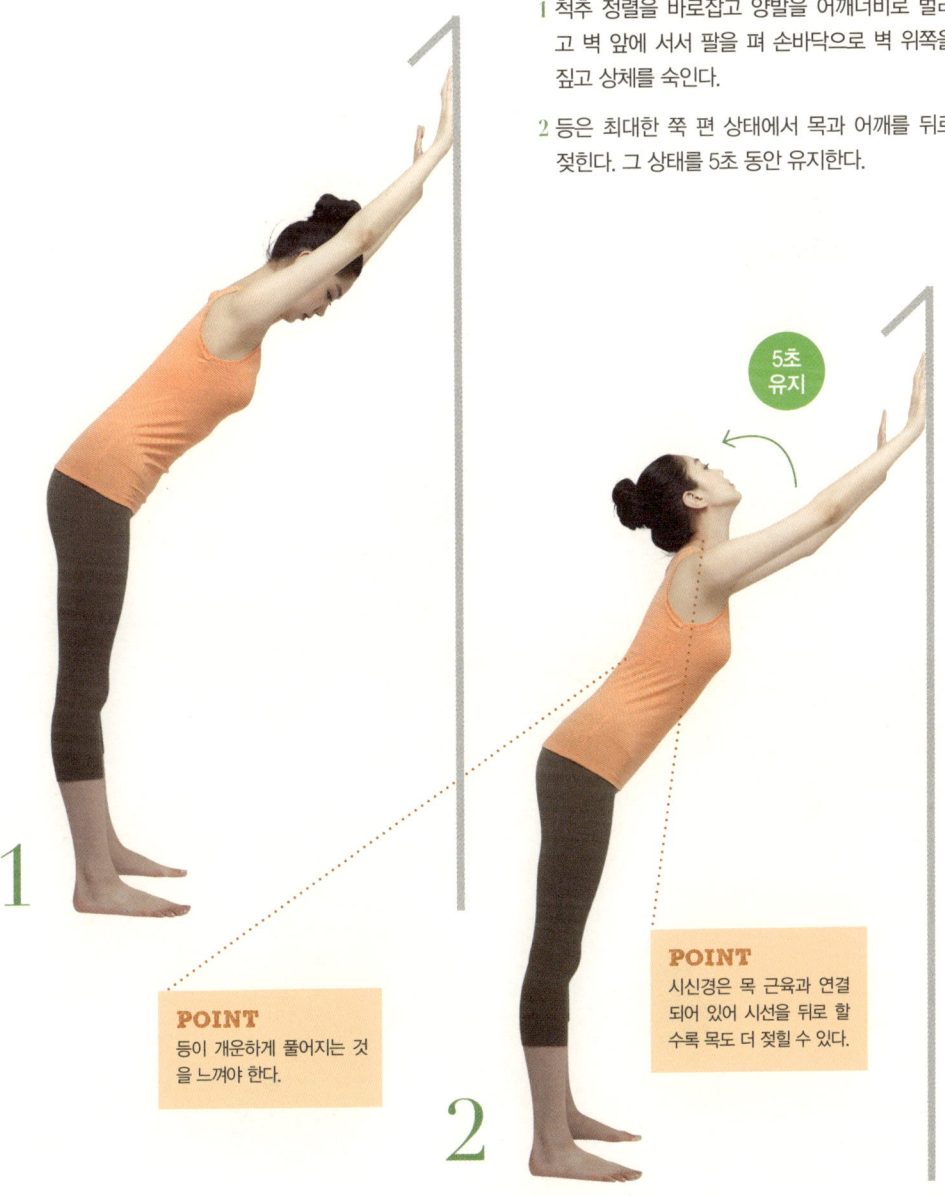

5초 유지

POINT
등이 개운하게 풀어지는 것을 느껴야 한다.

POINT
시신경은 목 근육과 연결되어 있어 시선을 뒤로 할수록 목도 더 젖힐 수 있다.

PART 2 거북목 교정 14일 프로그램

3 바닥 짚고 굽은 등 교정 스트레칭

척추기립근이 판판하게 강화되면서 굽은 등, 구부정한 자세가 곧게 펴진다.

30회

1. 어깨너비로 무릎을 벌려 꿇어앉은 다음 양팔도 어깨너비로 벌려 앞쪽 바닥에 양손을 짚는다.

2. 팔을 바닥에 대고 밀며 등이 곧게 펴질 때까지 앞으로 상체를 숙인다. 이때 가슴은 바닥에 닿도록 하지만 엉덩이는 무릎과 90도가 되도록 들어준다. 그 상태에서 5~10초 정도 지그시 자세를 유지한다.

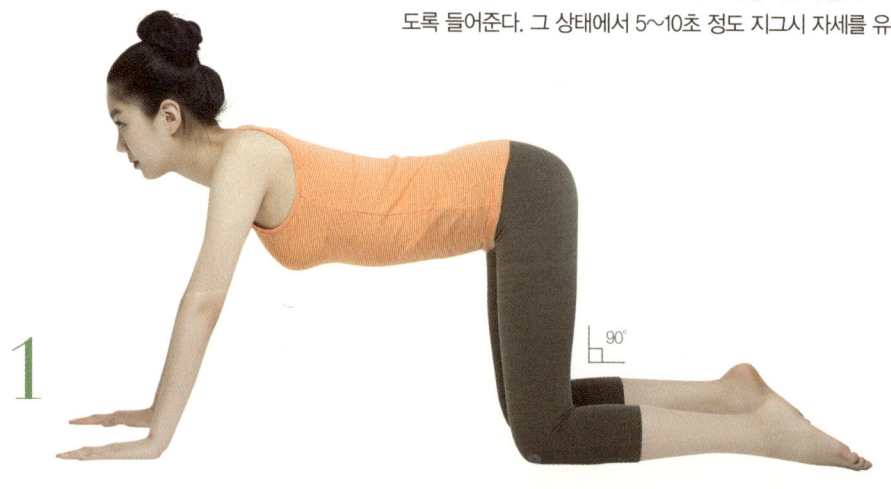

1

POINT
등이 판판하게 펴지면서 탄탄해지는 것을 느껴야 한다.

5~10초 유지

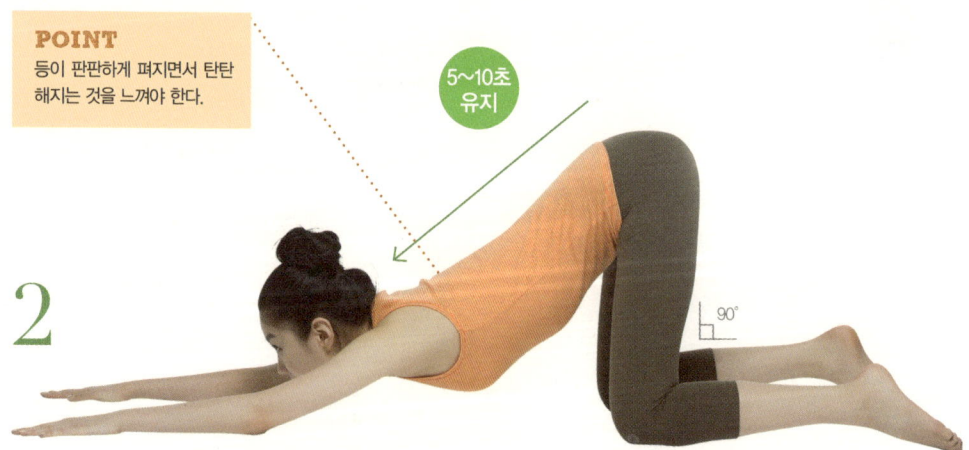

2

거북목 교정 운동

4 짐볼 굽은 등 교정 스트레칭

등이 탄탄해지면서 곧게 펴진다.

30회

POINT
균형을 잘 잡아 공이 흔들리지 않는 상태에서 동작을 해야 한다.

1 어깨너비로 무릎을 벌려 꿇어앉는다. 양손을 마주 대고 팔꿈치를 짐볼에 올려놓는다.

2 등이 곧게 펴질 때까지 볼에 상체의 체중을 실어 짐볼을 앞으로 밀어준다. 그 상태로 3~5초 정도 지그시 자세를 유지한다.

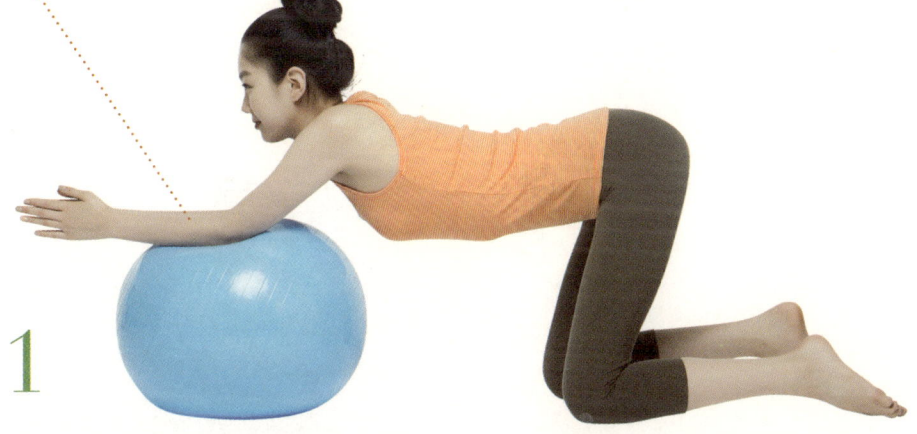

1

POINT
척추와 골반이 비틀어져 있으면 중심을 잡기 힘들다. 1초 정도 버티는 것으로 운동의 강도를 조절한다.

3~5초 유지

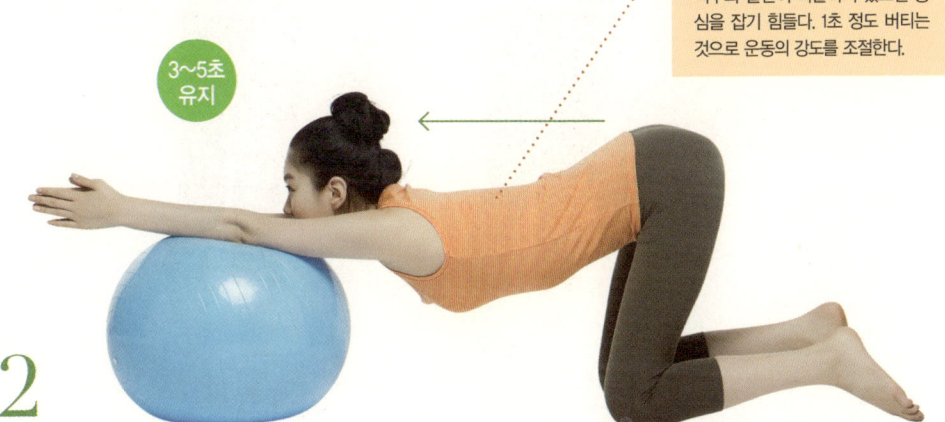

2

PART 2 거북목 교정 14일 프로그램

DAY 3 굽은 등 교정 & 흉근 스트레칭 2

스마트폰, 컴퓨터로 인해 만성적으로 구부정해진 자세를 곧게 만들어보자.

1 흉근 스트레칭
굽은 등과 움츠러든 가슴을 활짝 펴준다. 동시에 폐활량을 늘려준다.

30회

1. 양발을 어깨너비로 벌리고 똑바로 서서 양손을 올려 머리 뒤에 붙인다. 코로 숨을 크게 들이마셔서 흉곽을 개방시킨다.

2. 가슴을 내밀며 팔꿈치를 벌려준다. 가슴이 최대한 벌어질 때까지 펴 10초간 그 상태를 유지한다. 숨을 내쉬면서 팔을 원위치한다.

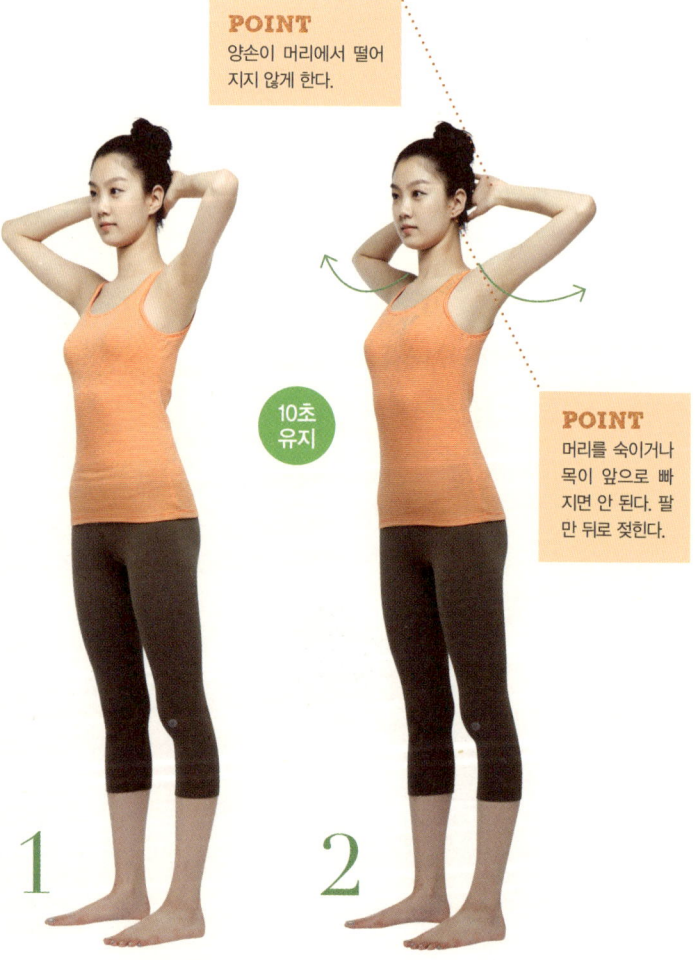

POINT 양손이 머리에서 떨어지지 않게 한다.

10초 유지

POINT 머리를 숙이거나 목이 앞으로 빠지면 안 된다. 팔만 뒤로 젖힌다.

ㄱ자 팔 뒤로 젖히기

30회

가슴 앞쪽과 등 뒤쪽을 집중적으로 개운하게 펴준다.

1 양발을 어깨너비로 벌리고 바르게 서서 팔을 벌려 어깨높이로 들어 올린 다음 팔꿈치를 90도로 접어 올린다.

2 목과 양팔을 최대한 뒤로 젖힌다. 그 상태에서 10초간 버틴다.

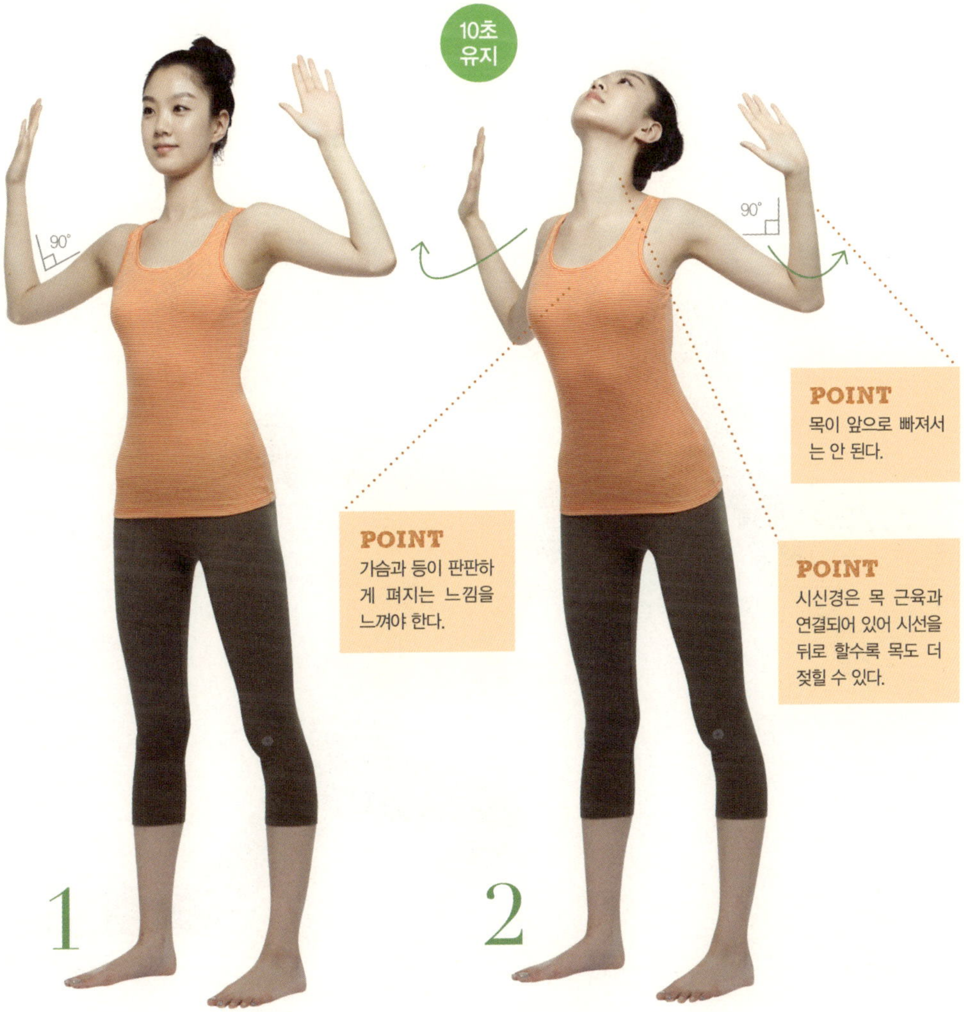

10초 유지

1

2

POINT
가슴과 등이 판판하게 펴지는 느낌을 느껴야 한다.

POINT
목이 앞으로 빠져서는 안 된다.

POINT
시신경은 목 근육과 연결되어 있어 시선을 뒤로 할수록 목도 더 젖힐 수 있다.

3 앞뒤로 무릎 벌려 만세

앞으로 튀어나온 거북목과 뒤로 튀어나온 굽은 등을 최대한 바르게 교정시켜 준다.

좌우 30회

1. 척추 라인을 바르게 잡아 왼쪽 발은 앞으로 내밀고 오른쪽 발은 뒤로 해 어깨 2배 넓이로 앞뒤로 벌리고 선다. 양손은 깍지 껴 쭉 펴서 위로 최대한 들어 올린다.

2. 왼쪽 무릎을 앞으로 내밀면서 오른쪽 발은 뒤로 쭉 펴 굽히고 상체를 최대한 뒤로 젖힌다. 5초간 자세를 유지한다. 다리 바꿔서 반복한다.

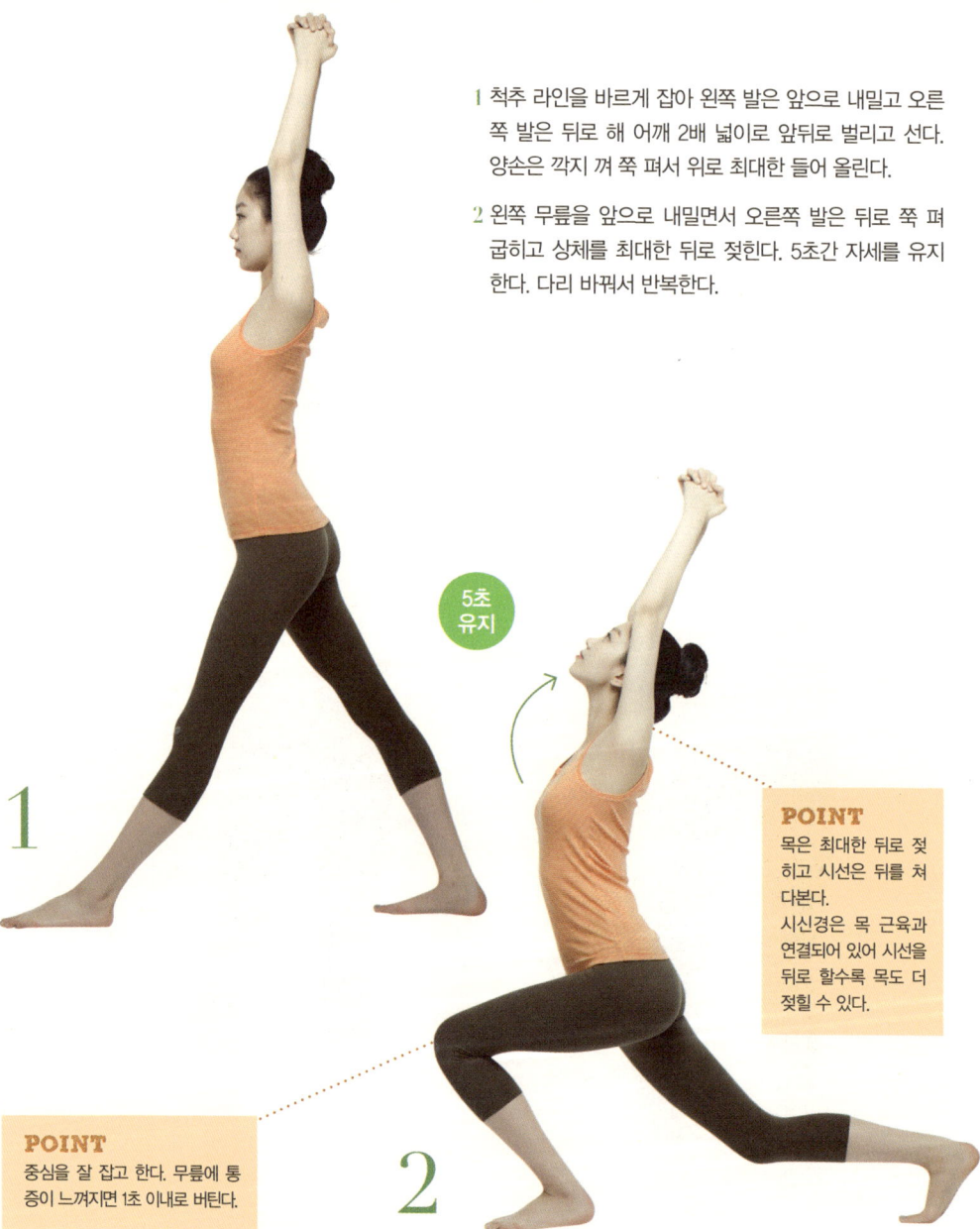

5초 유지

POINT
목은 최대한 뒤로 젖히고 시선은 뒤를 쳐다본다.
시신경은 목 근육과 연결되어 있어 시선을 뒤로 할수록 목도 더 젖힐 수 있다.

POINT
중심을 잘 잡고 한다. 무릎에 통증이 느껴지면 1초 이내로 버틴다.

4. 짐볼 상체 젖혀 반달 만들기

구부정한 자세에서의 축 처진 아래 뱃살을 펴줘 곧고 판판한 복부를 얻게 된다.

20회

1. 중심을 잘 잡아 짐볼에 등을 대고 눕는다.
2. 천천히 상체를 뒤로 젖혀준다. 팔과 다리가 바닥에 닿도록 최대한 몸을 반달 모양으로 만들어준 상태에서 중심을 잡고 3~5초 동안 유지한다.

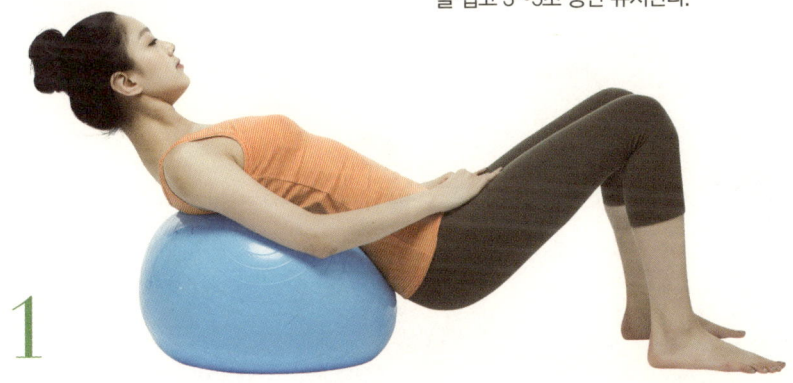

1

POINT
척추와 골반이 비틀어져 있으면 중심을 잡는 것이 힘들다. 간혹 속이 메스껍거나 빈혈(어지러움)을 느끼면 1초 정도만 유지하거나 중지한다.

3~5초 유지

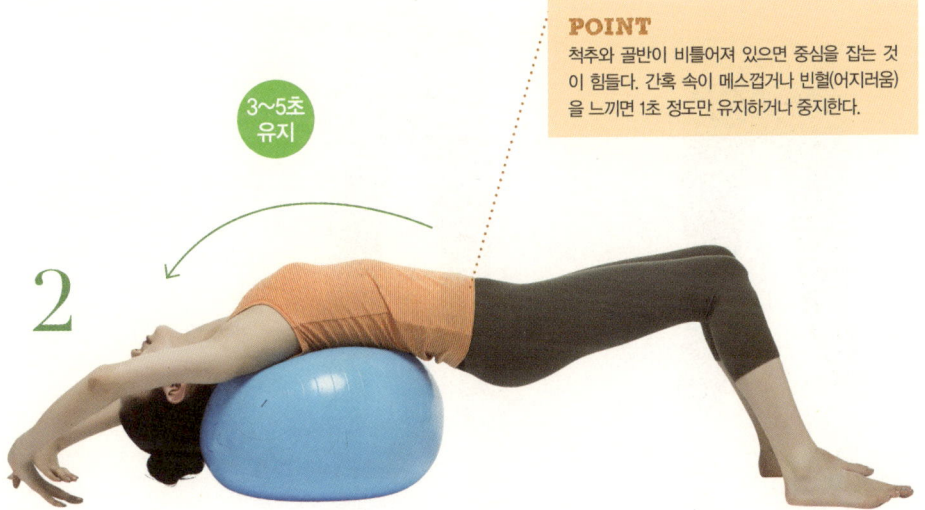

2

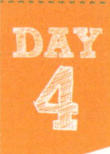
굽은 어깨, 굳은 견갑골 교정 스트레칭

구부정한 자세로 인해 앞으로 말린 어깨와 굳은 견갑골을 곧고 바르게 펴주자.

1. 팔꿈치 뒤로 젖혀 누르기

뻣뻣한 어깨, 옆구리와 팔 뒤쪽 근육을 판판하게 펴주면서 개운하게 만들어준다.

좌우 30회

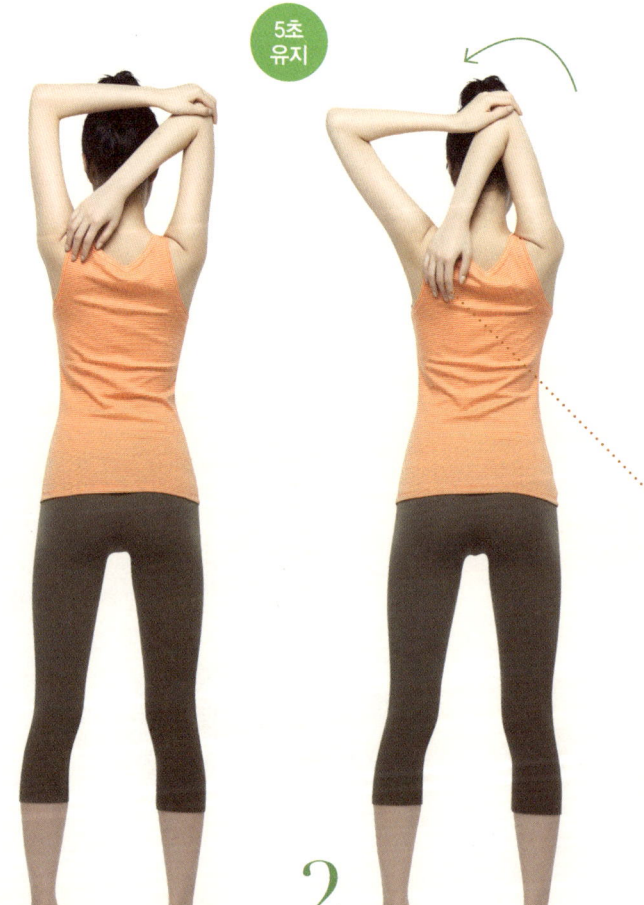

5초 유지

1. 양발을 어깨너비로 벌리고 척추 정렬을 잡아 바르게 선다. 오른팔의 팔꿈치를 구부려 목 뒤에 놓고 왼손으로는 오른팔의 팔꿈치를 잡는다.

2. 왼손으로 오른팔의 팔꿈치를 지그시 5초간 아래로 눌러준다. 팔을 바꿔서 반복한다.

POINT
팔 뒤쪽 근육과 어깨, 견갑골 부위가 개운하고 시원해지는 것을 느껴야 한다.

거북목 교정 운동

척추 뒤쪽 견갑 스트레칭

뻣뻣한 어깨와 견갑골을 풀어주면서, 굽은 어깨를 교정시켜 준다.

30회

1. 양발을 골반 넓이만큼 벌리고 바른 자세로 서서 양손을 뒤로 해 깍지를 낀다.
2. 팔과 머리에서 힘을 빼고 상체를 숙인다. 이때 깍지 낀 양손의 손바닥이 천장으로 향하도록 팔을 비틀어 올린다. 5초 동안 멈췄다가 원위치한다.

응용동작 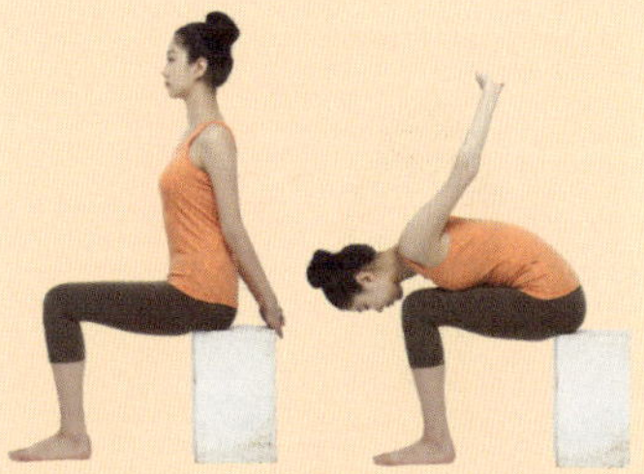
앉아서도 할 수 있으니 사무실에서도 틈틈이 한다.

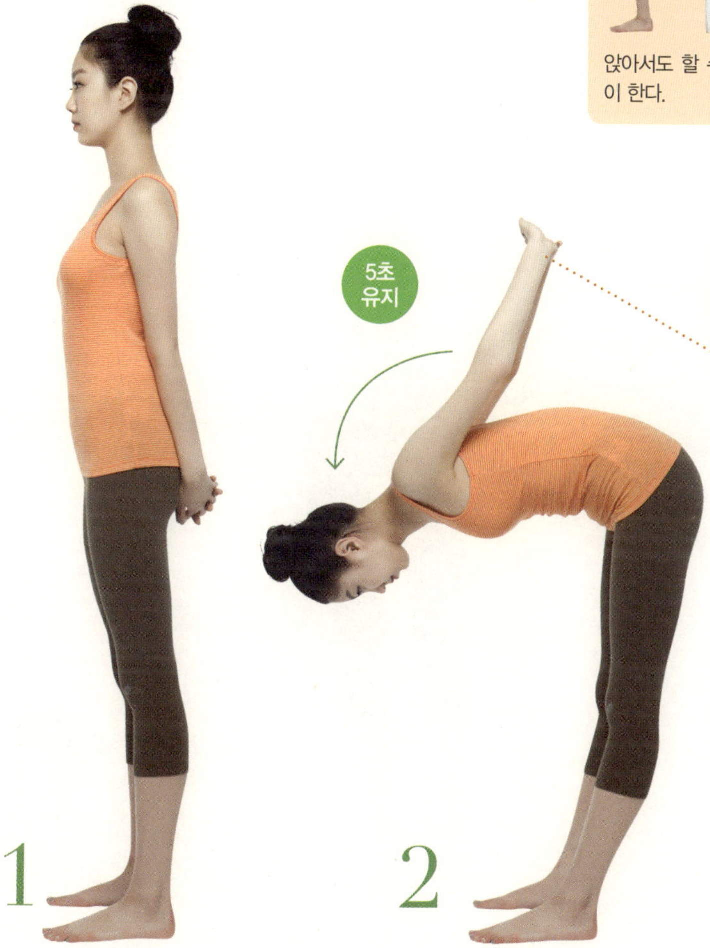

5초 유지

POINT
양손을 최대한 비틀어 올릴수록 스트레칭 효과가 크다.

PART 2 거북목 교정 14일 프로그램

3 척추 45도 견갑 스트레칭

뻣뻣하게 굳은 척추와 어깨, 견갑골을 풀어준다.

좌우 30회

1 양발을 골반 넓이만큼 벌리고 바른 자세로 서서 양손을 뒤로 해 깍지를 낀다.

2 팔과 머리에서 힘을 빼고 상체를 45도 사선으로 숙인다. 이때 깍지 낀 양손의 손바닥이 천장으로 향하도록 팔을 비틀어 올린다. 5초 동안 멈췄다가 원위치한다. 방향을 바꿔서 반복한다.

POINT 양손을 최대한 비틀어 올릴수록 스트레칭 효과가 크다.

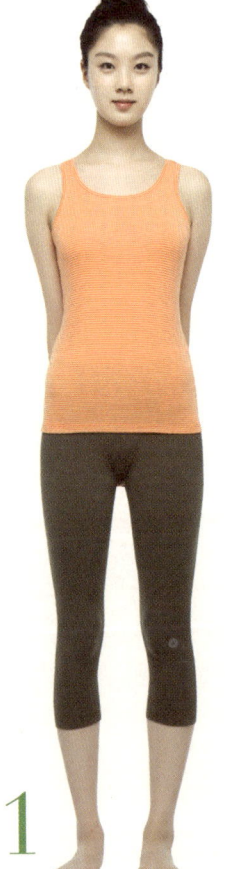

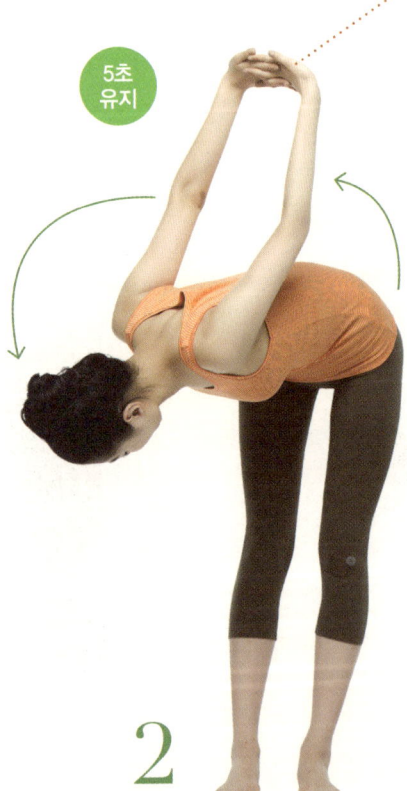

5초 유지

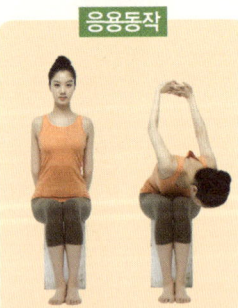

응용동작

앉아서도 할 수 있으니 사무실에서도 틈틈이 한다.

거북목 교정 운동

팔 잡아당기며 어깨 빼기

틀어지고 뻣뻣해진 어깨 근육과 등 근육, 척추 근육을 개운하게 풀어준다.

좌우 30회

1 척추 정렬을 잡고 바르게 서서 오른팔을 들어 팔꿈치를 편 상태로 가슴에 갖다 댄다. 왼팔은 오른팔에 직각이 되도록 해 걸어준다.

2 왼팔을 몸 쪽으로 잡아당기면서 몸통을 왼쪽으로 틀어준다. 5초간 자세를 유지한 후 팔을 바꿔 반복한다.

POINT 시선은 몸통을 비튼 쪽과 반대 방향으로 바라보면 운동 효과가 더 크다.

5초 유지

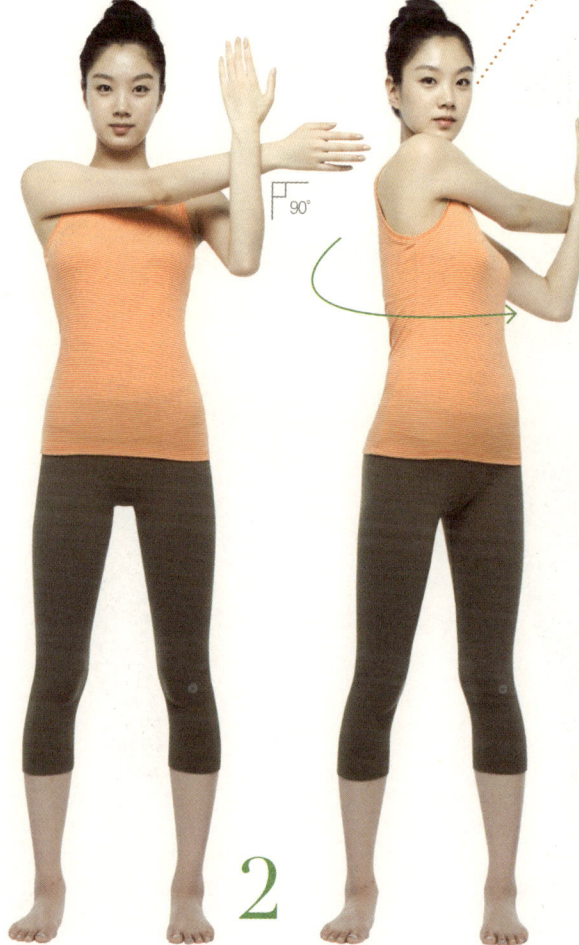

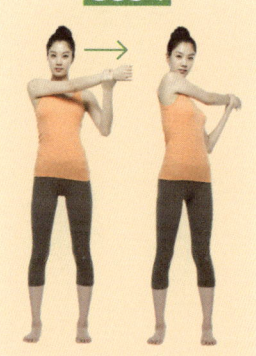

NG 팔을 구부리면 안 된다.

응용동작 손목을 잡고 지그시 잡아당기면서 몸통을 비틀면 운동 효과가 더 좋다.

PART 2 거북목 교정 14일 프로그램

벽에서 몸통 돌리기

앞으로 말리고 굽은 어깨를 반듯하게 교정시켜 준다.

좌우 30회

1. 벽 옆에 척추 정렬을 바로잡고 양발을 어깨너비로 벌려 선다. 팔과 팔꿈치를 최대한 펴서 벽에 붙인다.
2. 몸통과 팔이 직각이 되도록 몸을 최대한 틀어준 상태에서 5~10초간 자세를 유지한다. 팔을 바꿔서 반복한다.

POINT 시선은 정면을 바라본다.

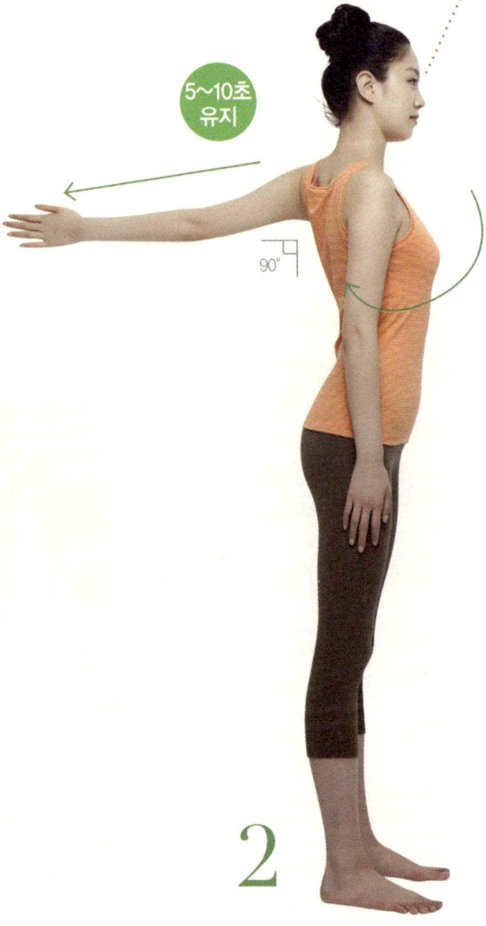

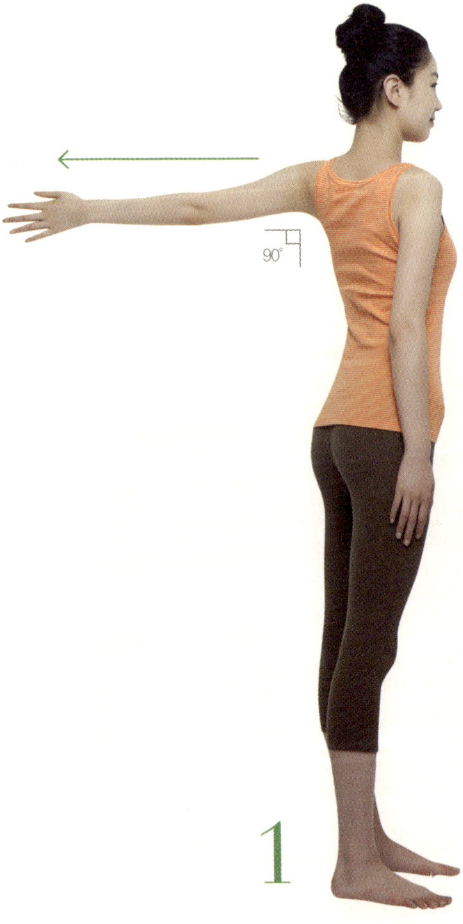

5~10초 유지

1

2

거북목 교정 운동

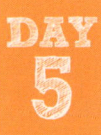
척추 교정 스트레칭

굽은 자세는 척추를 뻣뻣하게 경직시킬 뿐 아니라 비틀어지고 휘어지게 만든다. 척추 교정 스트레칭을 통해 개운하고 유연한 척추를 만들어보자. 동시에 척추의 균형도 잡힌다.

1 척추 앞쪽 스트레칭
뻣뻣한 등 전체를 개운하게 풀어준다.

20회

1 다리를 골반 넓이만큼 벌리고 바른 자세로 선 다음 양손은 깍지를 끼고 머리 위쪽으로 들어 올린다.

2 상체를 쭉 편 상태에서 곧게 앞으로 숙인다. 5초 동안 멈췄다가 처음의 위치로 돌아간다.

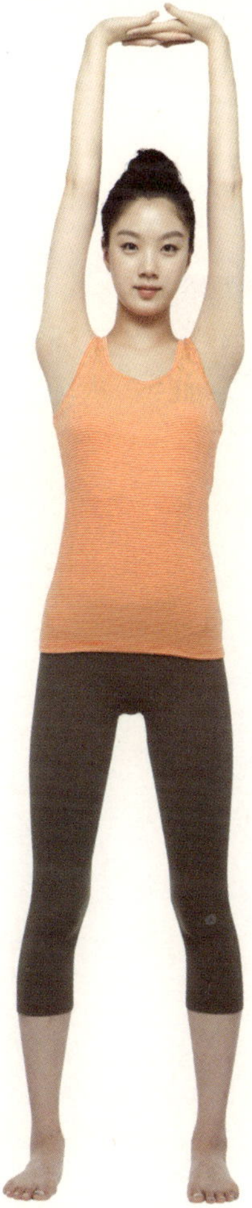

5초 유지

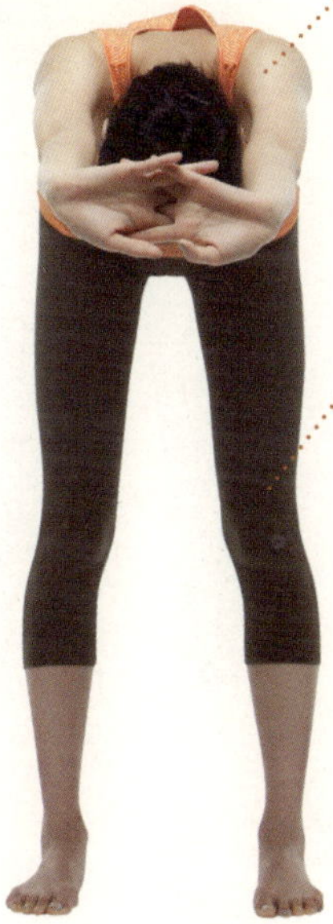

POINT 팔꿈치를 최대한 펴고 귀에 가깝게 붙인다.

POINT 무릎은 굽히지 않는다.

옆모습

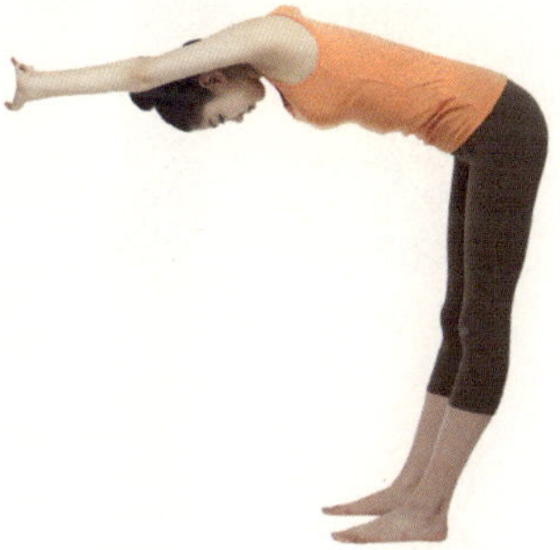

2 척추 좌우 스트레칭

뻣뻣한 어깨 관절과 등 전체가 개운해진다. 허리 옆부분 전체를 판판하게 펴준다.

좌우 20회

POINT 팔꿈치는 귀에 최대한 가깝게 붙인다.

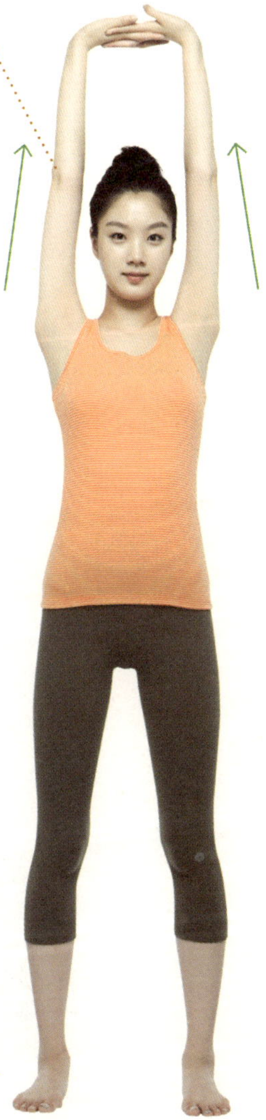

1 다리는 골반 넓이만큼 벌리고 바른 자세로 선 다음 양손은 깍지를 끼고 머리 위쪽으로 곧게 들어 올린다.

2 골반이 틀어지지 않도록 조심하며 상체를 지그시 왼쪽으로 기울인다. 5초 동안 멈췄다가 처음의 위치로 돌아간다. 반대편도 같은 방법으로 운동한다.

POINT 허리가 최대한 쭉 펴지도록 한다.

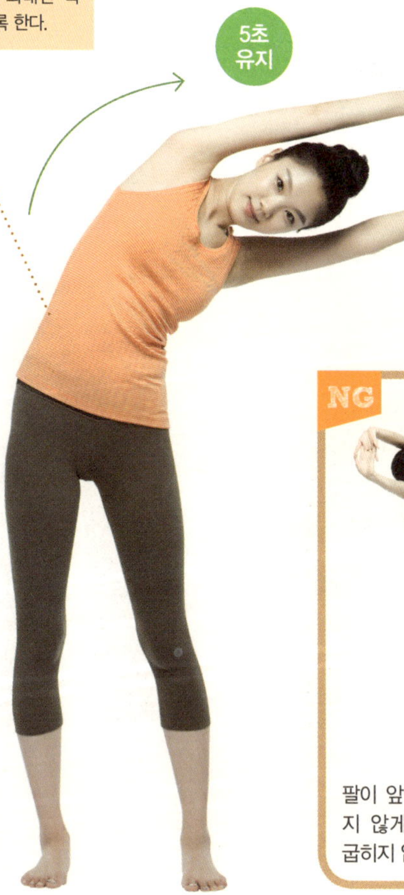

5초 유지

NG

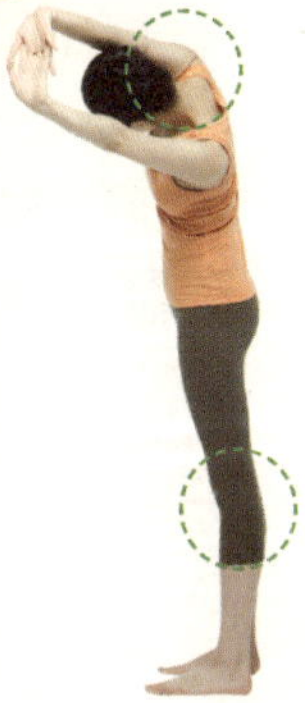

팔이 앞이나 뒤로 빠지지 않게 하고, 무릎은 굽히지 않는다.

거북목 교정 운동

3 팔 벌려 옆구리 스트레칭

뻣뻣한 척추 근육과 등 근육을 개운하게 펴줘 곧은 자세로 교정해 준다.

좌우 20회

1 척추 라인을 바르게 잡아 두 발을 골반 넓이로 벌리고 서서 양팔을 만세 하듯 들어 올린다.

2 척추와 등, 옆구리 근육이 개운하게 스트레칭되도록 오른쪽으로 상체를 기울여준 상태에서 5초간 자세를 유지한다. 반대편도 같은 방법으로 운동한다.

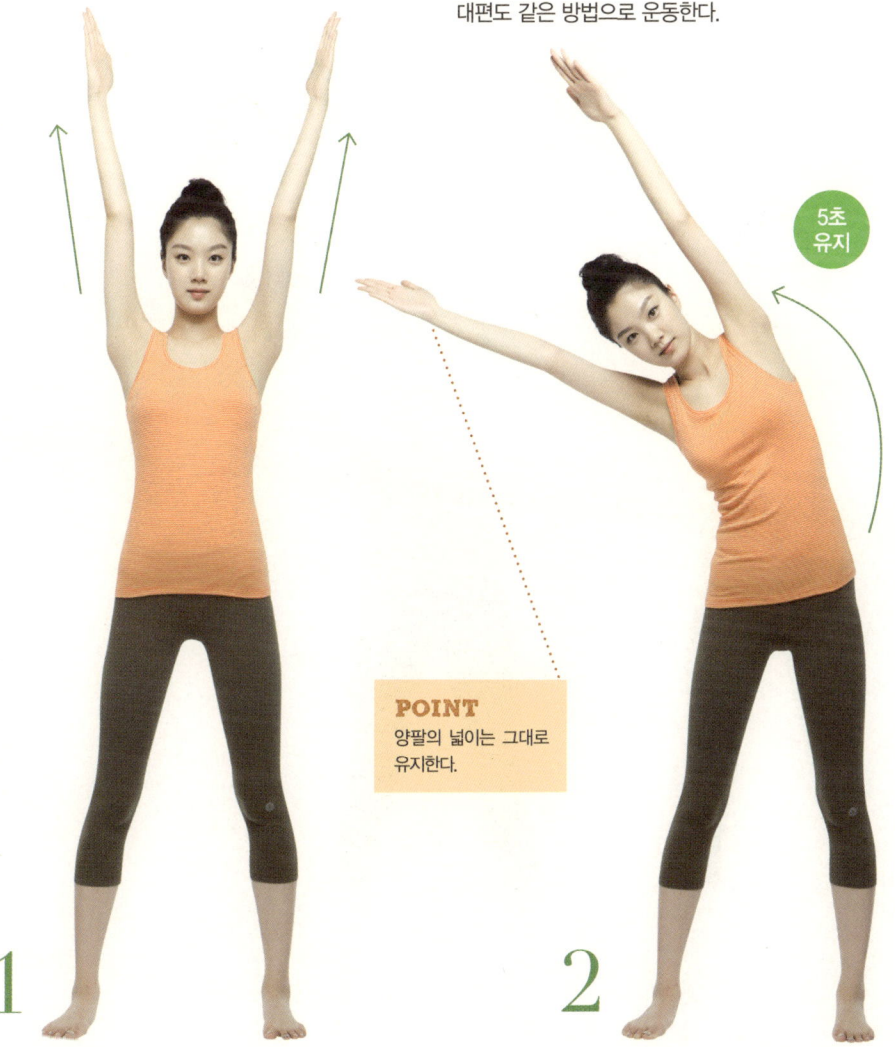

5초 유지

POINT
양팔의 넓이는 그대로 유지한다.

짐볼 척추 좌우 스트레칭

뻣뻣한 옆구리와 척추가 펴지면서 개운해진다. 옆구리 군살이 제거된다.

좌우 20회

1. 척추 정렬을 바로잡고 양발을 어깨너비로 벌리고 바르게 서서 양손으로 짐볼을 잡고 팔을 쭉 펴 위로 들어준다.

2. 팔꿈치는 최대한 편 상태에서 왼쪽으로 상체를 지그시 기울여 5초간 버텨준다. 반대쪽도 똑같이 운동한다.

POINT
옆구리, 등, 척추 근육을 최대한 사용해서 운동한다.

5초 유지

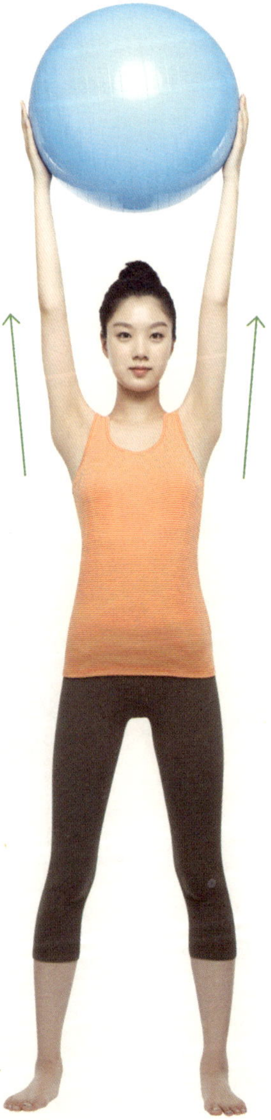

POINT
고개를 앞이나 뒤로 빼지 않는다.
무릎을 구부리지 않는다.

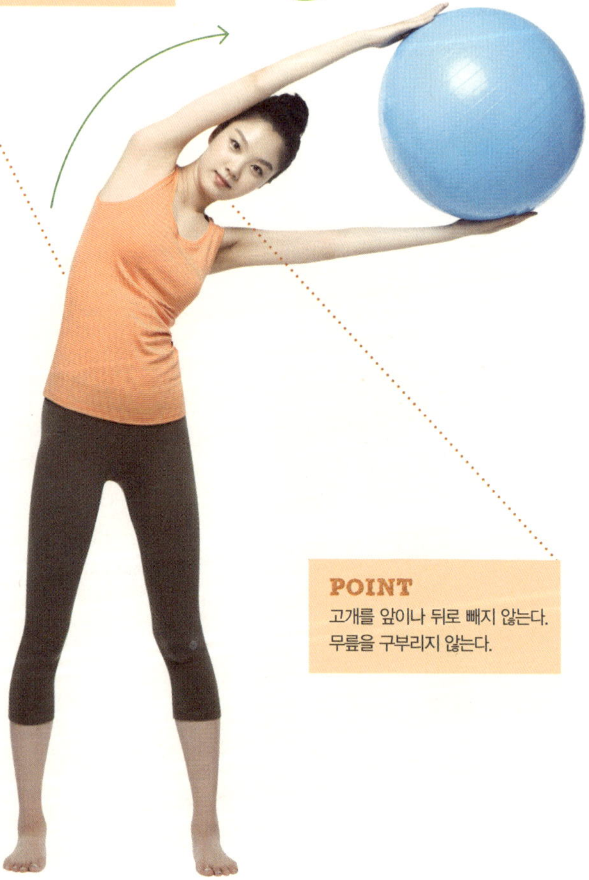

1　2

64　　　거북목 교정 운동

5 다리 곧게 펴고 옆구리 스트레칭

뻣뻣한 척추 근육과 등 근육을 개운하게 펴줘 곧은 자세로 교정해 준다.

좌우 **20회**

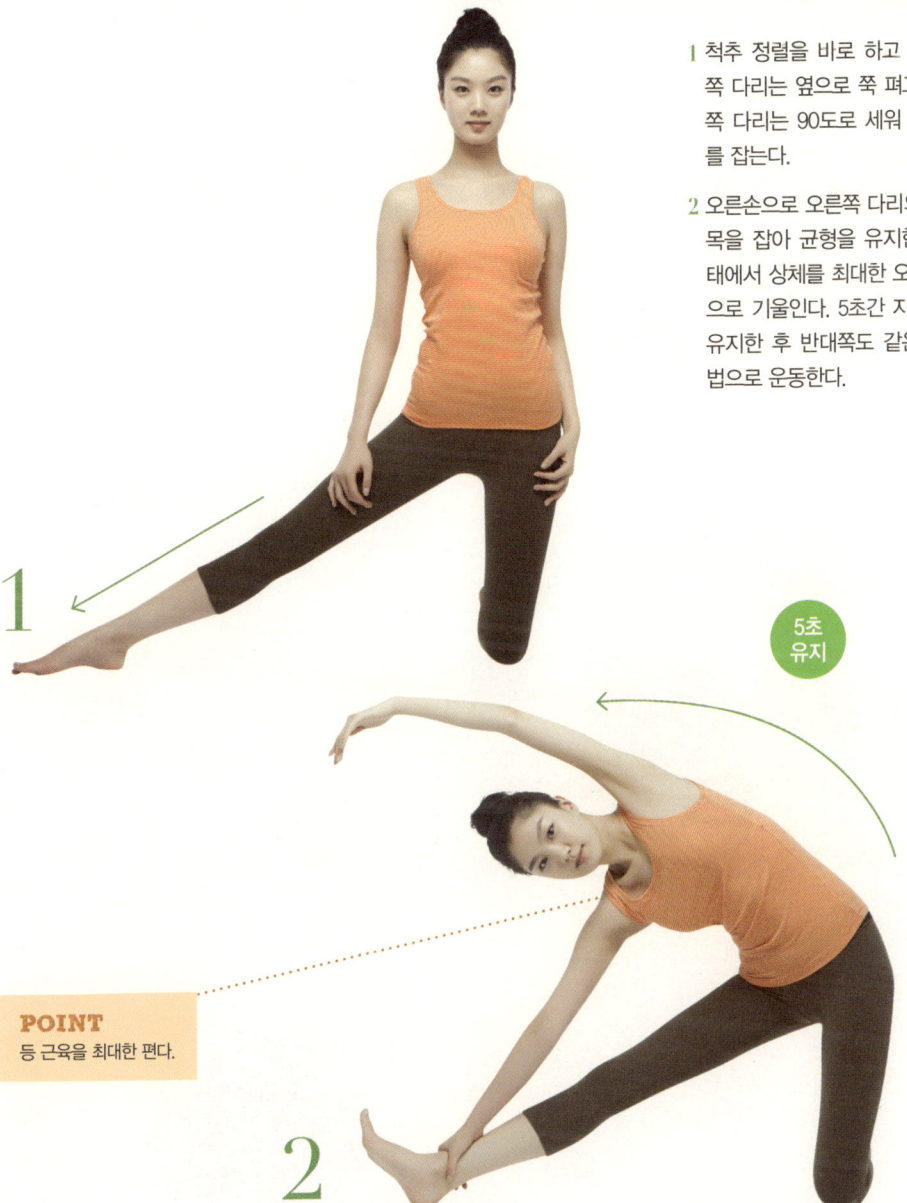

1. 척추 정렬을 바로 하고 오른쪽 다리는 옆으로 쭉 펴고 왼쪽 다리는 90도로 세워 자세를 잡는다.

2. 오른손으로 오른쪽 다리의 발목을 잡아 균형을 유지한 상태에서 상체를 최대한 오른쪽으로 기울인다. 5초간 자세를 유지한 후 반대쪽도 같은 방법으로 운동한다.

5초 유지

POINT 등 근육을 최대한 편다.

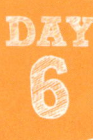

골반&다리 교정 스트레칭 1

장시간 구부정한 자세로 앉아 있어서 틀어진 골반과 약해진 허벅지 뒤쪽 근육을 강화해 맵시 있는 하체 라인을 만들어보자.

1 다리 꼬아 상체 숙이기

뻣뻣하게 굳어 있는 골반, 허벅지, 고관절을 개운하게 풀어준다.

좌우 30회

1 허리는 곧게 펴고 오른쪽 무릎이 왼쪽 무릎 위에 오도록 다리를 꼬고 앉는다. 양손은 두 발바닥을 잡는다.

2 가슴이 무릎에 닿도록 지그시 상체를 앞으로 숙인다. 그 상태로 5초 동안 유지한 후 다리 바꿔 똑같이 반복한다.

POINT 몸이 한쪽으로 틀어지지 않도록 주의한다.

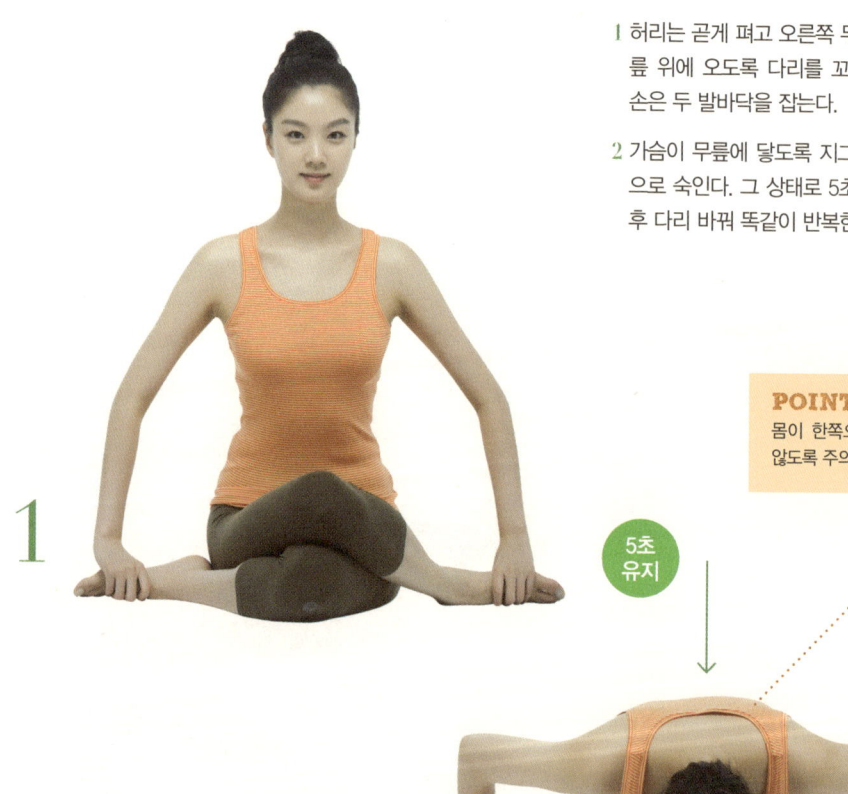

5초 유지

2 한쪽 양반다리하고 상체 숙이기

비틀어지고 굳은 골반과 고관절을 교정하고 스트레칭해준다.

좌우 30회

1 양반다리를 하고 앉은 다음, 왼쪽 다리를 뒤로 쭉 뻗는다.

2 가슴이 바닥에 닿도록 상체를 숙이고 근육을 이완시킨다. 그 상태로 5초간 유지한 후 다리 바꿔 똑같이 반복한다.

1

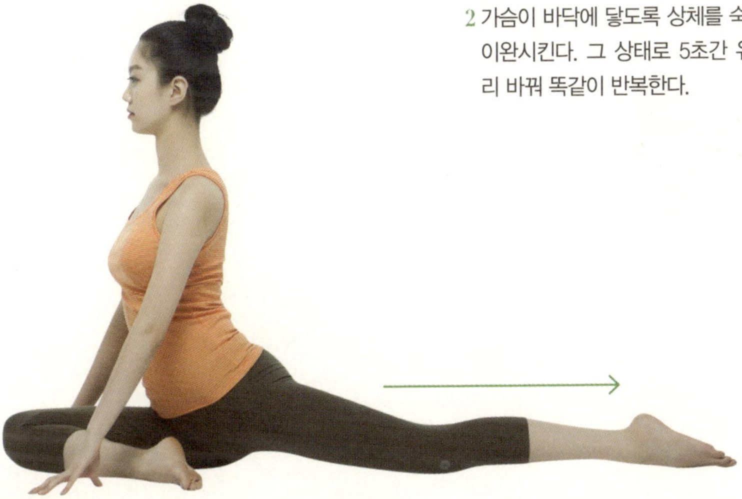

2 (5초 유지)

POINT
엉덩이를 최대한 붙이고 흔들리지 않게 고정시킨다. 다리는 곧게 뻗어준다.

PART 2 거북목 교정 14일 프로그램

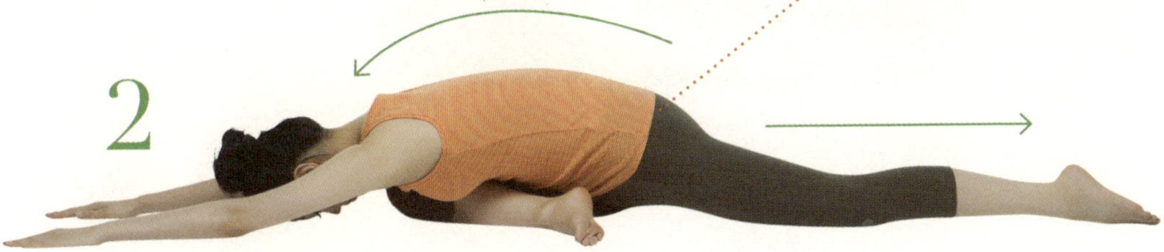

3 누워서 다리 꼬아 당기기

뻑뻑한 고관절과 골반을 풀어주고 좌우 균형이 잡히도록 교정한다.

좌우 30회

1. 두 무릎을 세우고 누운 후, 왼쪽 발을 오른쪽 허벅지 위로 올린다.
2. 오른쪽 다리 사이로 양손을 넣어 깍지를 끼고 다리를 가슴 쪽으로 지그시 잡아당긴다. 그 상태로 5초간 유지한다. 다리 바꿔서 반복한다.

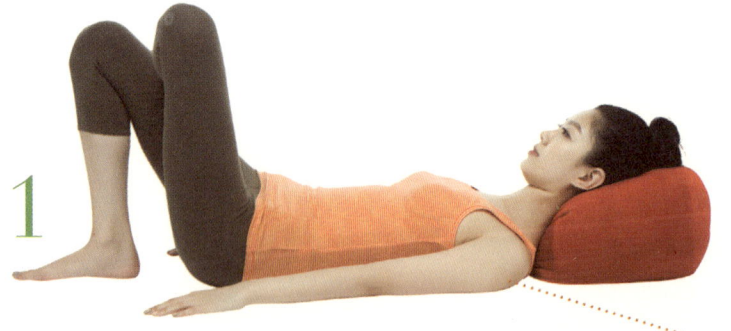

POINT
어깨가 바닥에서 떨어지지 않게 한다.

5초 유지

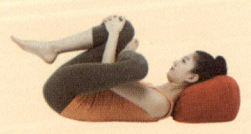

응용동작
무릎 앞쪽을 잡고 당기면 더 자극이 된다.

거북목 교정 운동

다리 벌려 무릎 90도 굽히기
허벅지, 종아리 군살이 빠지고 다리 근육을 탄력 있게 만든다.

좌우 **30회**

1 왼쪽 발은 앞으로, 오른쪽 발은 뒤로 뻗는다. 상체는 90도로 반듯하게 세운다.

2 왼쪽 다리를 90도로 굽힌다. 오른쪽 다리는 무릎을 최대한 펴고, 엉덩이를 지그시 앞으로 밀어준다. 3~5초 동안 자세를 유지한 후 다리 바꿔서 반복한다.

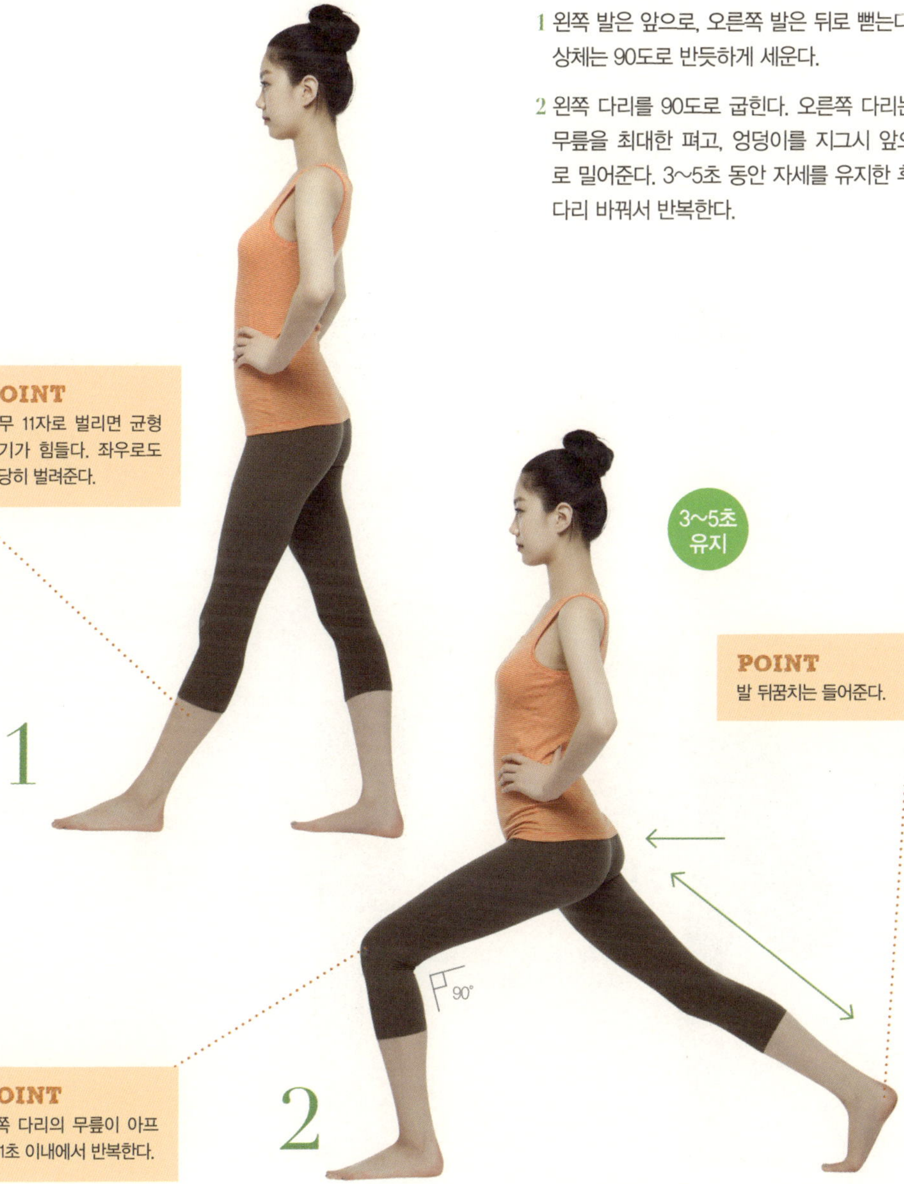

POINT
너무 11자로 벌리면 균형 잡기가 힘들다. 좌우로도 적당히 벌려준다.

3~5초 유지

POINT
발 뒤꿈치는 들어준다.

POINT
왼쪽 다리의 무릎이 아프면 1초 이내에서 반복한다.

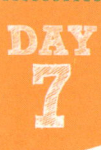

DAY 7 골반&다리 교정 스트레칭 2

장시간 구부정한 자세로 앉아 있어서 틀어진 골반과 약해진 허벅지 뒤쪽 근육, 뻣뻣해진 허벅지 앞쪽 근육을 강화해 맵시 있는 하체 라인을 만들어보자.

1 서서 다리 당기기

허벅지와 복부 군살이 빠지고, 굽은 등이 바르게 펴진다.

좌우 20회

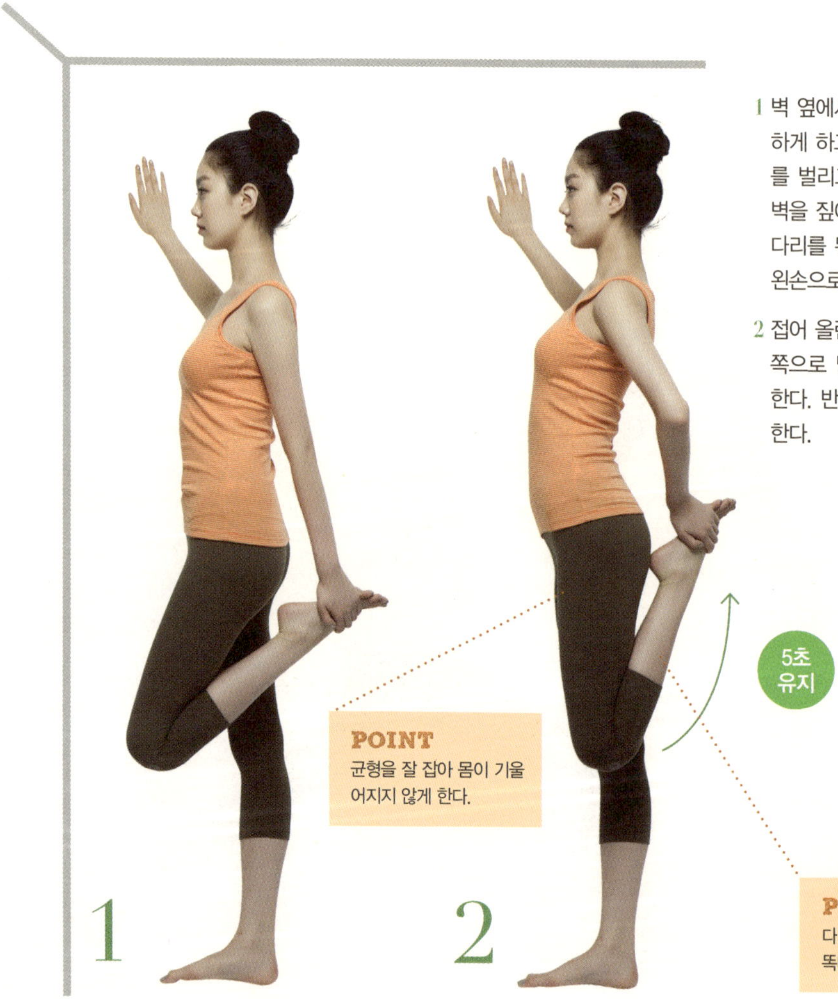

1 벽 옆에서 척추 라인을 반듯하게 하고 골반 넓이로 다리를 벌리고 선다. 오른손으로 벽을 짚어 균형을 잡고 왼쪽 다리를 뒤로 접어 올린 다음 왼손으로 발끝을 잡는다.

2 접어 올린 다리를 최대한 몸쪽으로 당겨 5초 정도 유지한다. 반대쪽도 똑같이 반복한다.

POINT 균형을 잘 잡아 몸이 기울어지지 않게 한다.

5초 유지

POINT 다리는 사선이 아니라 똑바로 들어 올린다.

거북목 교정 운동

2. W자 다리 눕기

허벅지를 판판하게 펴주고 허벅지 군살이 빠진다. 허리 군살도 빠져서 허리가 잘록해진다.

20회

1. 누운 상태에서 양쪽 다리를 바깥쪽으로 접어 올려 W자로 만든다.
2. 어깨는 바닥에 붙이고 지그시 허리만 들어 올린다. 5초 정도 유지한다.

1

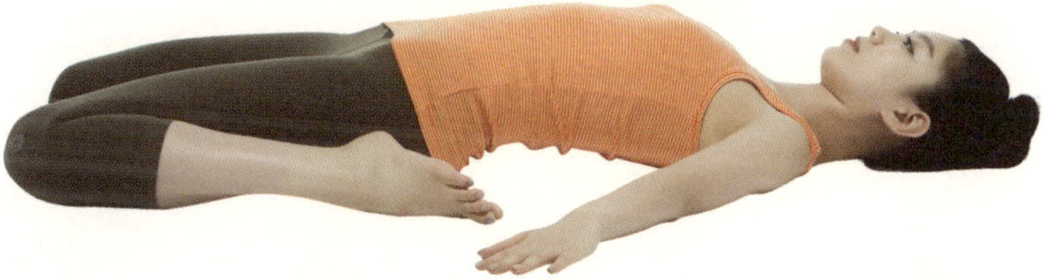

5초 유지

POINT
허리 통증이 있을 때는 무리하지 않는다.

2

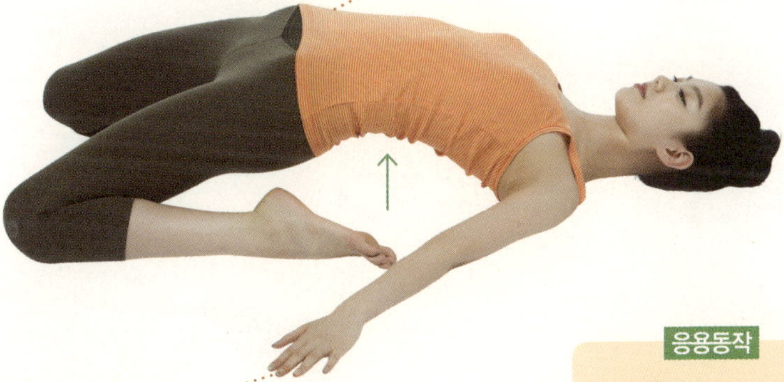

POINT
허리를 들 때 양팔은 바닥을 짚어 몸이 흔들리지 않게 한다.

응용동작 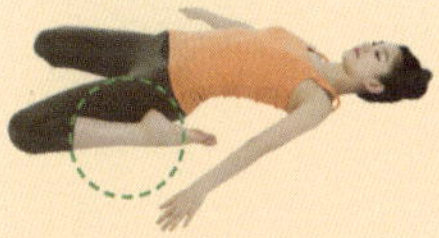
정강이를 허벅지에 붙일수록 허리가 잘 들린다.

PART 2 거북목 교정 14일 프로그램

3 다리 펴서 상체 숙이기

허벅지와 종아리의 부기가 가라앉고, 뻣뻣한 허리가 펴진다.

30회

1. 다리를 반듯하게 쭉 뻗고 앉는다. 양쪽 발목과 무릎은 가볍게 붙인다. 발끝은 발레리나처럼 앞으로 쭉 편다.
2. 천천히 상체를 숙여 양손으로 발끝을 잡는다. 5초 정도 유지한 후 원위치한다.

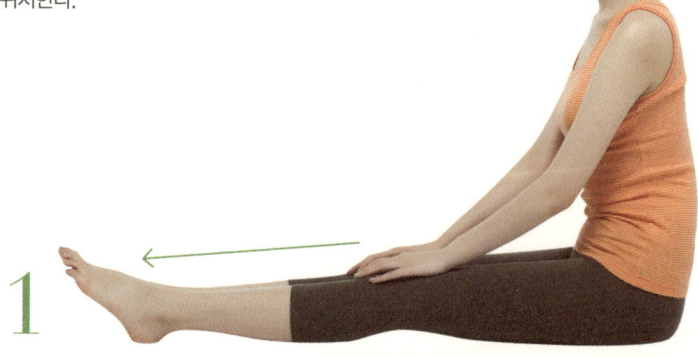

POINT
유연성이 부족한 경우에는 무릎을 잡고 숙여도 된다.

POINT
발끝을 몸 쪽으로 젖히면 종아리와 허벅지 근육이 펴진다.

5초 유지

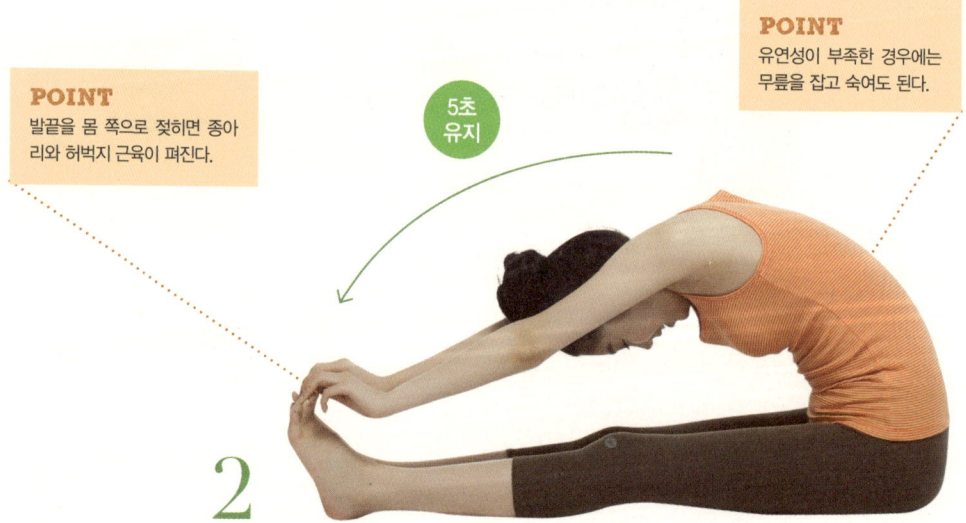

4 골반 비틀기

틀어진 골반을 교정시켜 엉덩이와 허리 라인을 대칭으로 만들어준다.

좌우 30회

1. 양팔을 옆으로 쭉 뻗어 손바닥을 바닥에 대고 누운 다음 왼쪽 다리를 들어 올려 무릎을 90도로 접는다.

2. 왼쪽 다리를 최대한 오른쪽으로 넘긴다. 이때 시선은 다리와 반대 방향인 왼쪽으로 돌린다. 오른손으로 왼쪽 무릎을 눌러 최대한 몸통을 비튼 상태로 5초간 정지한다. 다리 바꿔서 반복한다.

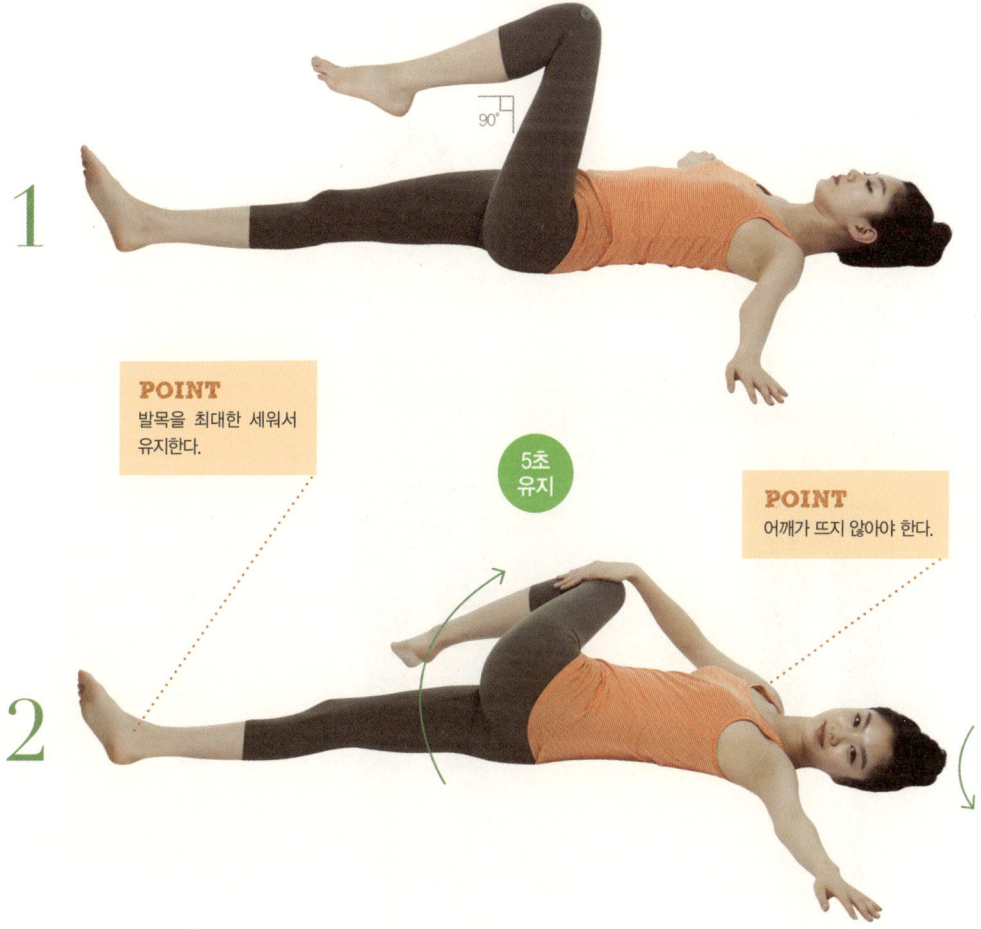

POINT 발목을 최대한 세워서 유지한다.

5초 유지

POINT 어깨가 뜨지 않아야 한다.

PART 2 거북목 교정 14일 프로그램

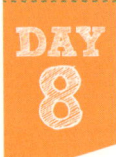

DAY 8 척추 늘리기

척추 늘리기 운동을 하면 경직된 근육이 이완되고 체형 교정 및 숨은 키 효과로 키도 커진다.

1 서서 척추 펴 늘리기
굽은 등과 어깨를 판판하게 펴준다.

30회

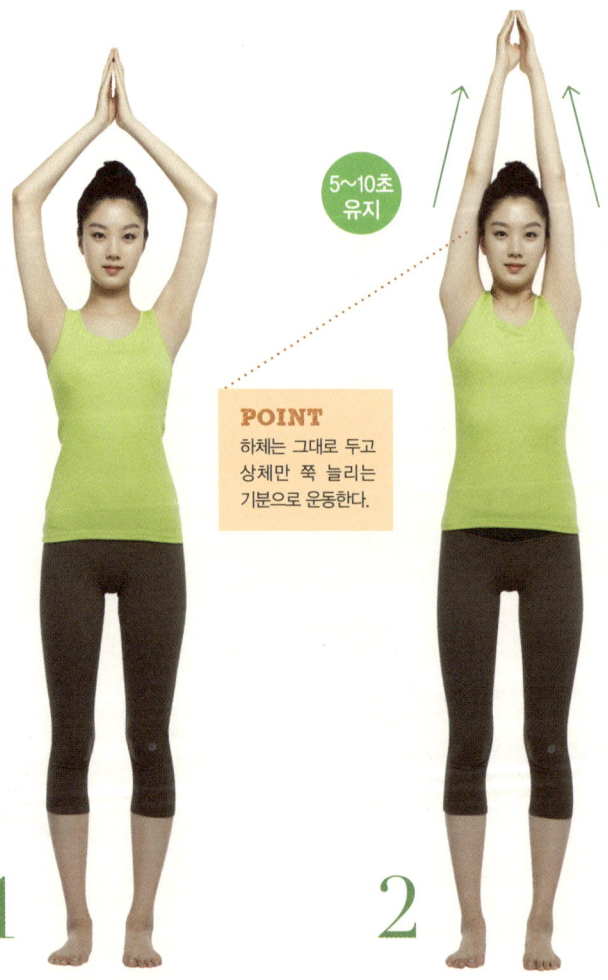

5~10초 유지

POINT
하체는 그대로 두고 상체만 쭉 늘리는 기분으로 운동한다.

1 척추 라인을 바르게 잡고 양발은 골반 넓이로 벌리고 선다. 양손을 마주 대고 위로 들어 올린다.

2 양팔을 귀 옆에 붙여 위로 쭉 펴서 들어 올린다. 척추와 등 근육이 곧게 펴지도록 팔을 최대한 들어 올려 5~10초 동안 그 자세를 유지한다.

응용동작

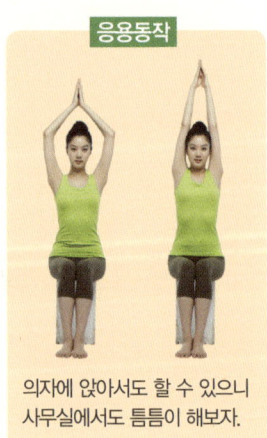

의자에 앉아서도 할 수 있으니 사무실에서도 틈틈이 해보자.

거북목 교정 운동

2 누워서 척추 펴 늘리기

30회

등, 어깨, 허리 근육을 최대한 늘려줘 자세 교정에 도움을 주며, 동시에 키도 커진다.

1 바닥에 바르게 누워 양손을 마주 대 머리 위로 올린다.
2 양팔을 최대한 위로 쭉 펴고 양다리도 아래쪽으로 쭉 늘린다. 지그시 5~10초간 자세를 유지한다.

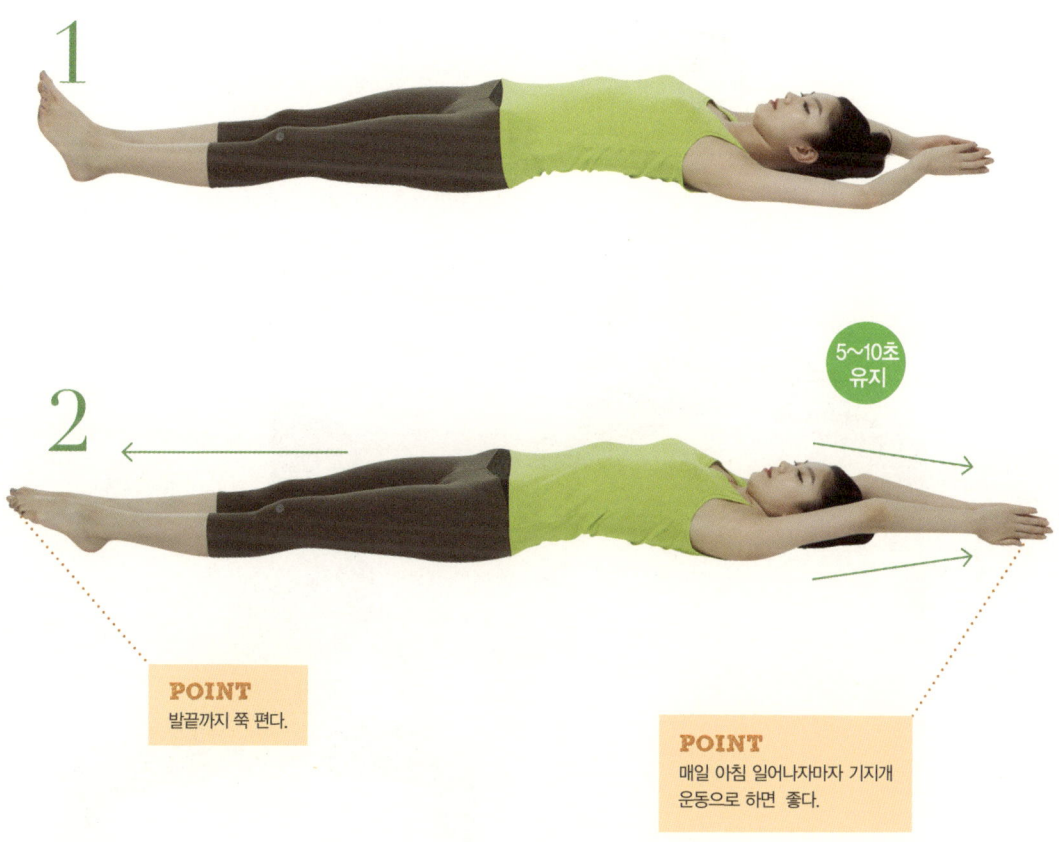

5~10초 유지

POINT
발끝까지 쭉 편다.

POINT
매일 아침 일어나자마자 기지개 운동으로 하면 좋다.

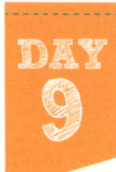

비틀어진 골반, 척추 교정

안면 비대칭, 좌우 비틀어진 어깨, 좌우 가슴 모양 비대칭, 한쪽 늑골(갈비뼈)이 튀어나온 경우, 걸음걸이 이상, 휜 다리 등은 모두 체형 교정 운동으로 좋아질 수 있다.

1 척추 비틀기

장시간의 컴퓨터 사용으로 비틀어진 척추와 구부정한 자세를 바르게 교정시켜 준다.

좌우 30회

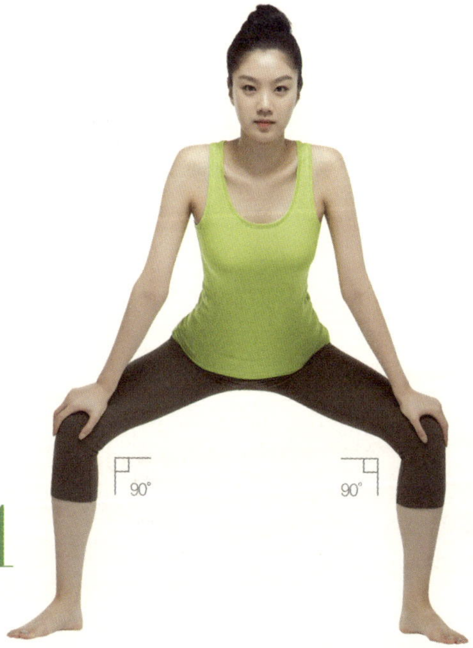

1 양다리를 어깨너비의 2배 정도로 벌리고 무릎이 직각이 되도록 구부려 양손을 무릎 위에 얹는다.

2 지그시 오른쪽 방향으로 상체를 틀어준 상태에서 5초간 자세를 유지한다. 반대쪽도 똑같이 반복한다.

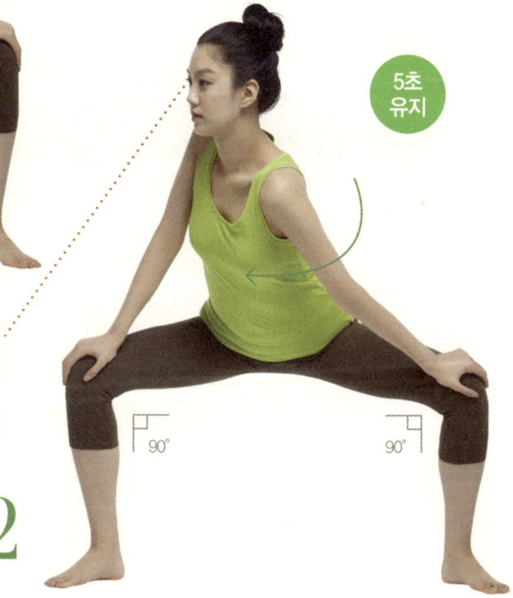

POINT
시선은 상체를 틀어준 방향을 쳐다본다.

5초 유지

거북목 교정 운동

2 무릎 구부려 몸통 돌리기

허리와 다리, 팔 위쪽 근육 등을 풀어준다.

좌우 30회

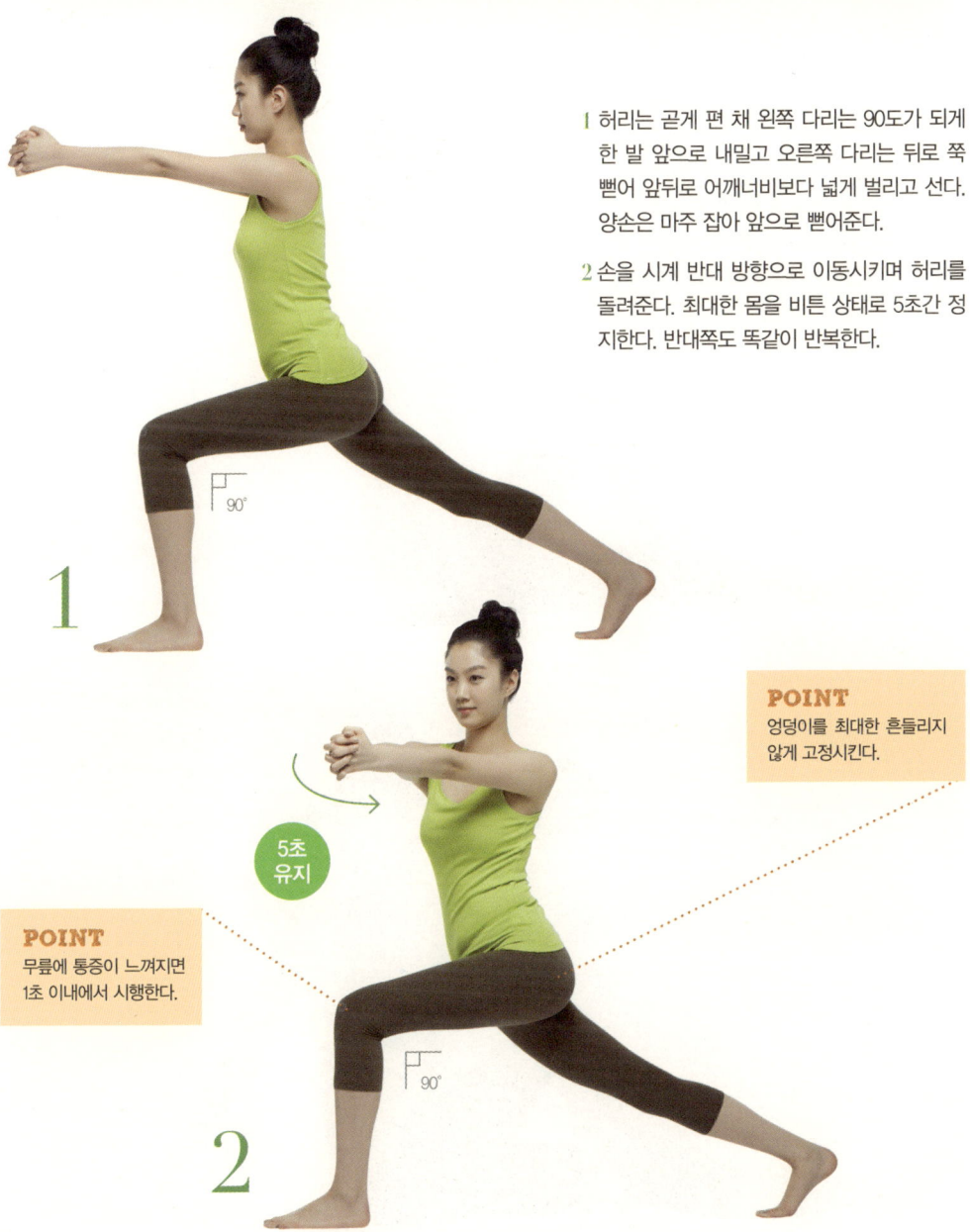

1. 허리는 곧게 편 채 왼쪽 다리는 90도가 되게 한 발 앞으로 내밀고 오른쪽 다리는 뒤로 쭉 뻗어 앞뒤로 어깨너비보다 넓게 벌리고 선다. 양손은 마주 잡아 앞으로 뻗어준다.

2. 손을 시계 반대 방향으로 이동시키며 허리를 돌려준다. 최대한 몸을 비튼 상태로 5초간 정지한다. 반대쪽도 똑같이 반복한다.

POINT 엉덩이를 최대한 흔들리지 않게 고정시킨다.

5초 유지

POINT 무릎에 통증이 느껴지면 1초 이내에서 시행한다.

3 팔꿈치 고정하고 뒤돌아보기

골반을 개운하게 풀어주고 비틀어진 허리 라인을 대칭으로 만들어준다.

좌우 30회

1 허리를 펴고 앉아 왼쪽 다리를 접어 오른쪽 다리 무릎의 바깥쪽에 놓는다.

2 오른손을 왼쪽 무릎 바깥쪽 바닥에 댄다. 그 손으로 무릎을 밀어주면서 몸통을 왼쪽으로 최대한 비튼다. 5초간 유지한 후 다리 바꿔서 반복한다.

1

POINT
몸을 비틀었을 때 시선은 되도록 180도 뒤를 바라본다.

5초 유지

POINT
자세가 고정되도록 한쪽 손은 바닥을 짚어 몸을 지지해준다.

POINT
발을 최대한 곧게 세운다.

2

4 앉아서 다리 꼬아 숙이기

뻣뻣하게 굳어 있는 골반, 허벅지, 고관절을 개운하게 풀어준다.

좌우 30회

1 허리를 곧게 세우고 반듯하게 앉는다. 오른쪽 발을 왼쪽 다리 허벅지 위에 올린다. 양손은 오른쪽 발목과 무릎에 댄다.

2 오른쪽 무릎을 지그시 누르면서 상체를 숙이고 3~5초 동안 그 자세를 유지한다. 다리 바꿔서 반복한다.

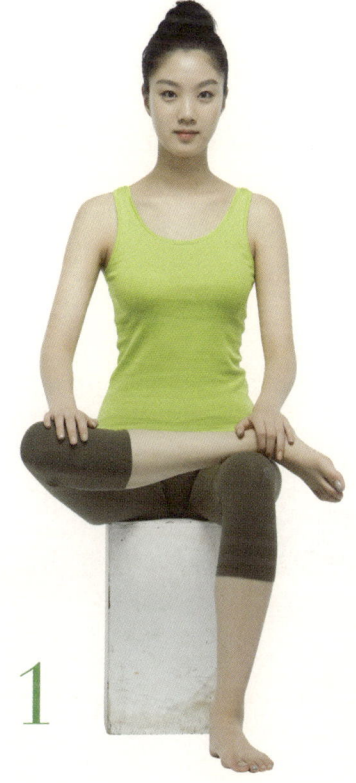

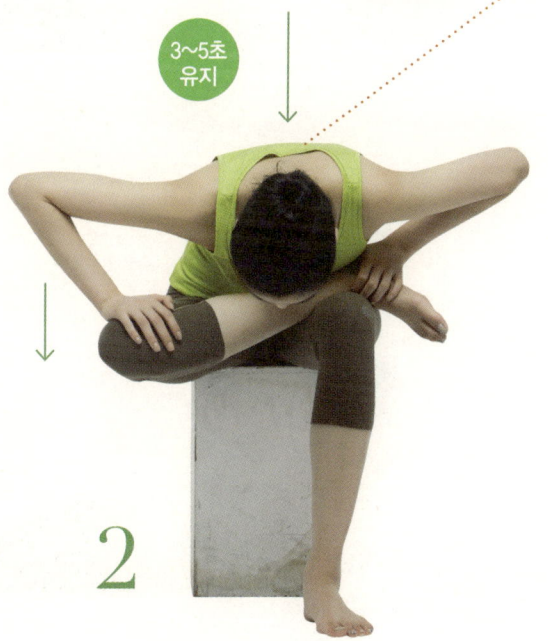

POINT
몸통이 한쪽으로 틀어지지 않도록 주의한다.

3~5초 유지

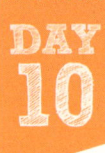

거북목 교정 강화 운동

거북목 교정과 목 지탱 운동(버텨주기)을 하면, 근육이 탄력을 회복하게 된다. 지탱 운동이란 근육이 움직이고자 하는 반대 방향으로 못 움직이게 막아주면서 힘을 주는 방식이다.

1 목 뒤로 젖혀 상체 들기

등과 목을 판판하게 강화시켜 줘 구부정한 등과 거북목이 안으로 들어가도록 교정시켜 준다.

30회

1 양팔을 ㄱ자 모양을 해서 손을 바닥에 대고 엎드린다.
2 목을 뒤로 젖히면서 상체를 들어 올린다. 팔이 떨어지지 않도록 하며 최대한 상체의 힘만으로 상체를 들어 올려 5~10초간 유지한다.

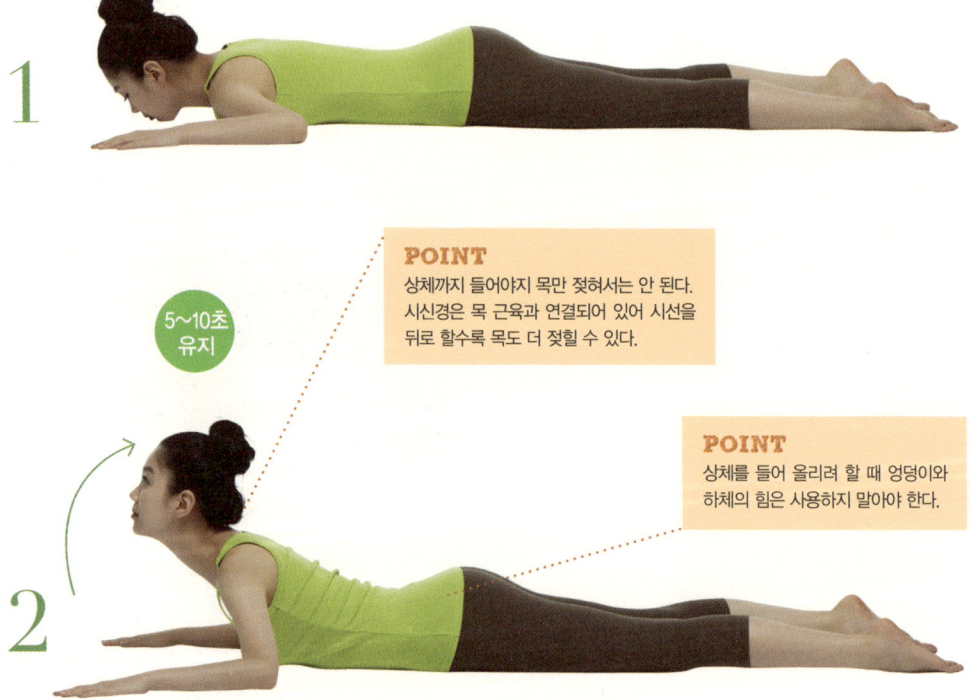

POINT 상체까지 들어야지 목만 젖혀서는 안 된다. 시신경은 목 근육과 연결되어 있어 시선을 뒤로 할수록 목도 더 젖힐 수 있다.

POINT 상체를 들어 올리려 할 때 엉덩이와 하체의 힘은 사용하지 말아야 한다.

2 목 옆 버텨주기

구부정한 거북목으로 인해 늘어지고 약해진 목 옆 주변의 근육을 탄탄하게 만들어준다.

좌우 **30회**

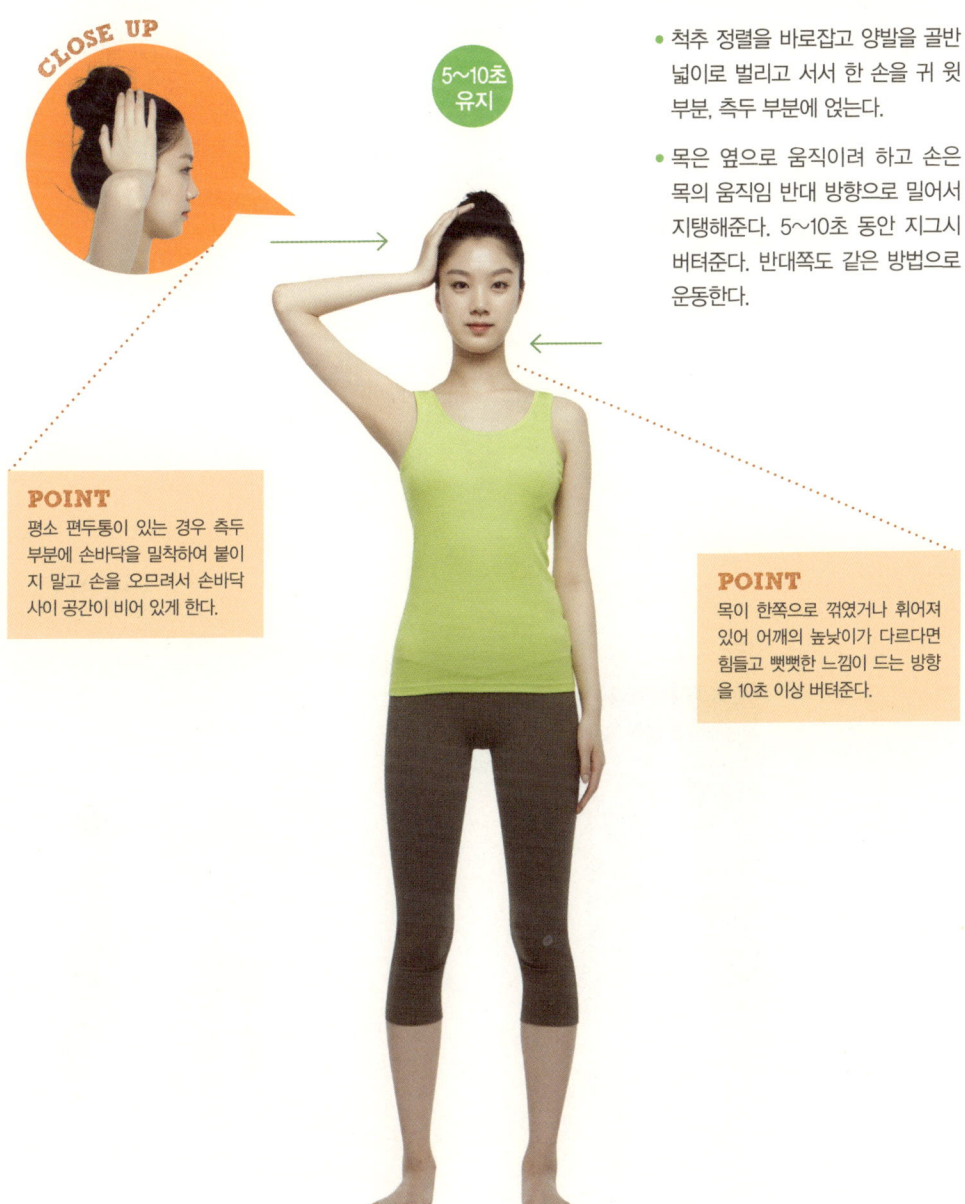

5~10초 유지

- 척추 정렬을 바로잡고 양발을 골반 넓이로 벌리고 서서 한 손을 귀 윗부분, 측두 부분에 얹는다.

- 목은 옆으로 움직이려 하고 손은 목의 움직임 반대 방향으로 밀어서 지탱해준다. 5~10초 동안 지그시 버텨준다. 반대쪽도 같은 방법으로 운동한다.

POINT
평소 편두통이 있는 경우 측두 부분에 손바닥을 밀착하여 붙이지 말고 손을 오므려서 손바닥 사이 공간이 비어 있게 한다.

POINT
목이 한쪽으로 꺾였거나 휘어져 있어 어깨의 높낮이가 다르다면 힘들고 뻣뻣한 느낌이 드는 방향을 10초 이상 버텨준다.

3 목 앞 버텨주기
구부정한 거북목이 곧게 교정된다.

30회

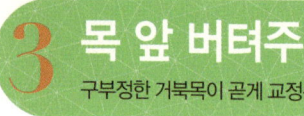

- 척추 정렬을 바로잡고 양발을 골반 넓이로 벌리고 선다. 양손을 포개서 이마 부분에 얹는다.
목은 앞으로 숙이려 하고 양손은 목 움직임의 반대 방향, 뒤로 밀어서 지탱해 준다. 5~10초 동안 지그시 버텨준다.

5~10초 유지

POINT
목 앞의 근육이 단단해지는 것을 느낀다.

NG
양손을 겹치지 않거나 머리를 숙이면 운동 효과가 줄어든다.

거북목 교정 운동

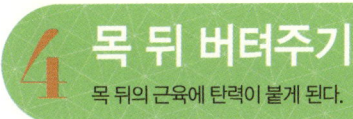

4 목 뒤 버텨주기
목 뒤의 근육에 탄력이 붙게 된다.

30회

1 척추 정렬을 바로잡고 양발을 골반 넓이로 벌리고 선다. 양손을 겹쳐서 머리 뒤에 얹는다.

2 목은 뒤로 젖히려 하고, 양손은 목 움직임의 반대 방향, 앞으로 밀어서 지탱해 준다. 5~10초 동안 지그시 버텨준다.

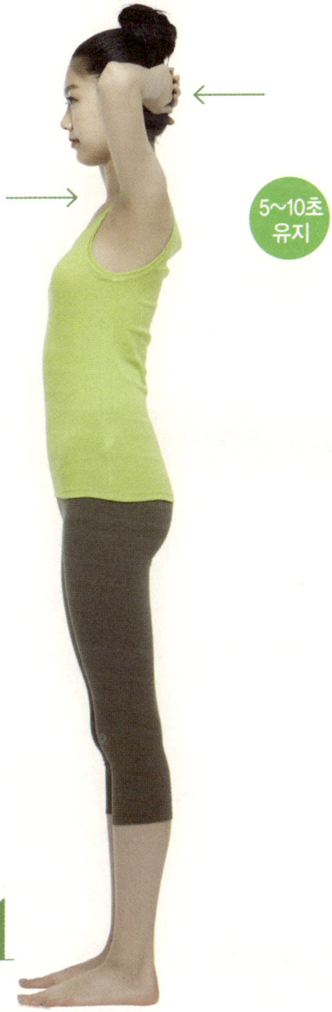

5~10초 유지

1

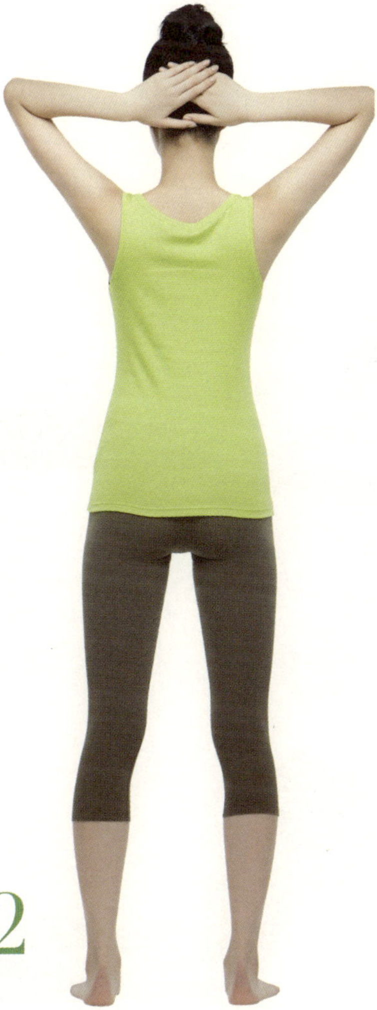

2

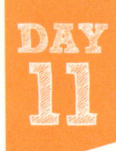

DAY 11 굽은 등 교정 강화 운동

컴퓨터, 스마트폰을 잘못된 자세로 오랫동안 사용하면서 굽은 등과 거북목을 판판하게 펴주고 처지고 약해진 근육을 강화시켜 바른 자세로 교정해 보자.

1 목 뒤로 젖혀 상체 들기

등과 목을 판판하게 강화시켜 줘 구부정한 등과 거북목이 안으로 들어가도록 교정시켜 준다.

30회

1. 양팔을 ㄱ자 모양을 해서 손바닥을 바닥에 대고 엎드린다.
2. 목을 뒤로 젖히면서 상체의 힘만으로 상체를 들어 올린다. 최대한 들어 올린 상태에서 5초간 유지한다.

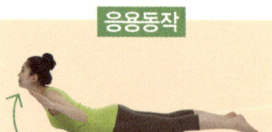

응용동작
고개를 뒤로 젖히면 운동 효과가 더 크다.

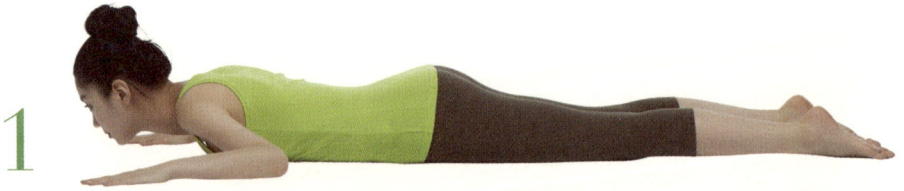

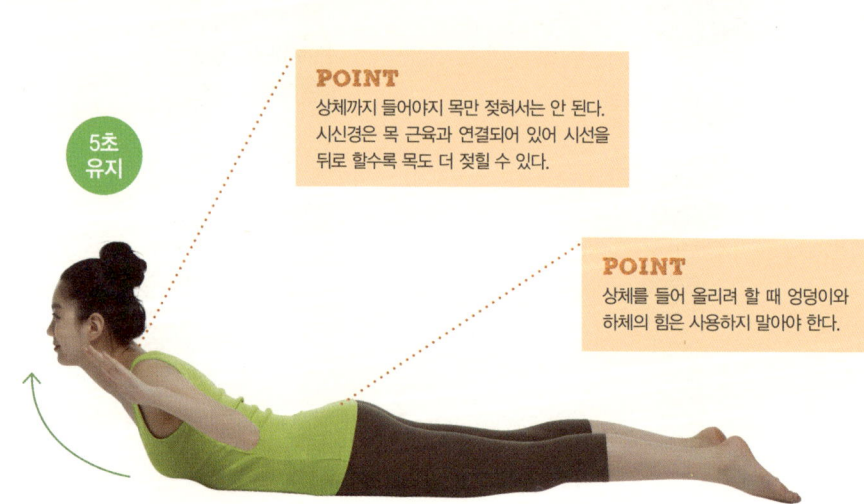

5초 유지

POINT 상체까지 들어야지 목만 젖혀서는 안 된다. 시신경은 목 근육과 연결되어 있어 시선을 뒤로 할수록 목도 더 젖힐 수 있다.

POINT 상체를 들어 올리려 할 때 엉덩이와 하체의 힘은 사용하지 말아야 한다.

2 엎드려 엄지 위로 들어 올리기

견갑골 사이의 어깨와 등이 개운해지면서, 구부정한 자세를 교정시켜 준다.

1 척추의 정렬을 바로잡고 양팔을 옆으로 벌려 손바닥을 바닥에 대고 엎드린다.

2 엄지손가락이 공중을 향하게 만들며 최대한 팔과 상체를 들어 올린다. 그 상태에서 5초간 자세를 유지한다.

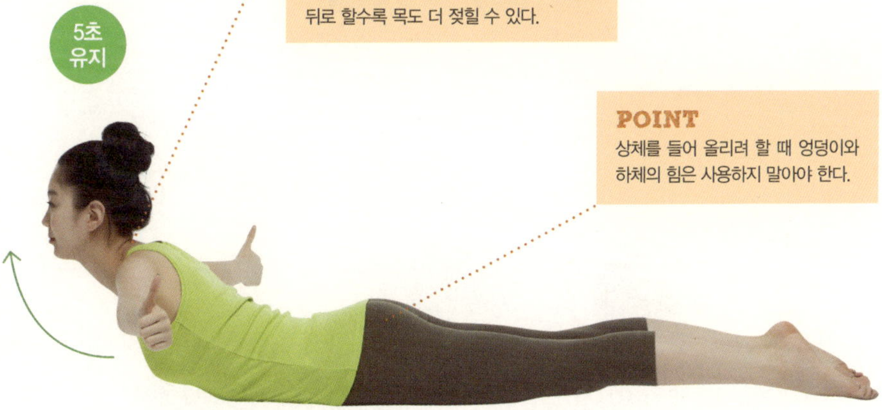

POINT
상체까지 들어야지 목만 젖혀서는 안 된다. 시신경은 목 근육과 연결되어 있어 시선을 뒤로 할수록 목도 더 젖힐 수 있다.

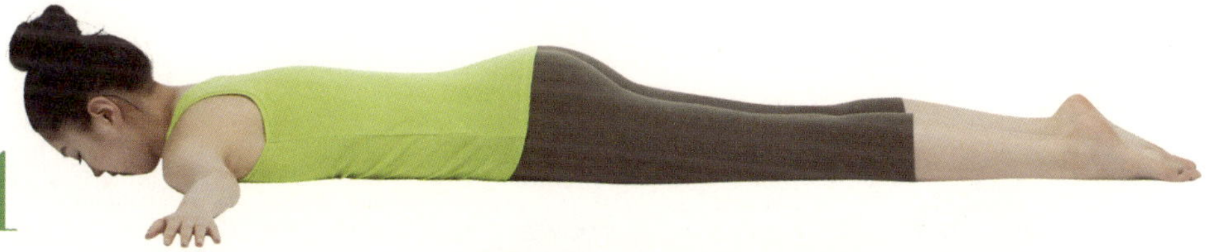

POINT
상체를 들어 올리려 할 때 엉덩이와 하체의 힘은 사용하지 말아야 한다.

5초 유지

3 엎드려 양팔, 양다리 X자 동시 들기

30회

척추기립근을 강화해 매력적인 등 라인을 갖게 해주고 처진 엉덩이도 힙업시켜 준다.

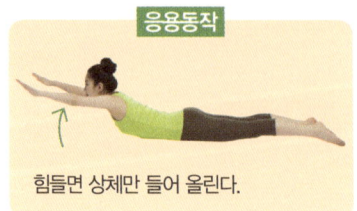

응용동작
힘들면 상체만 들어 올린다.

1 척추 라인의 중심을 바로잡아 누운 다음 양팔과 양다리를 X자로 벌린다. 이때 양발은 골반 넓이로 벌려준다.

2 최대한 목을 젖히면서 양팔과 양다리를 동시에 펴서 들어 올려준다. 지그시 3~5초 정도 가만히 정지한다.

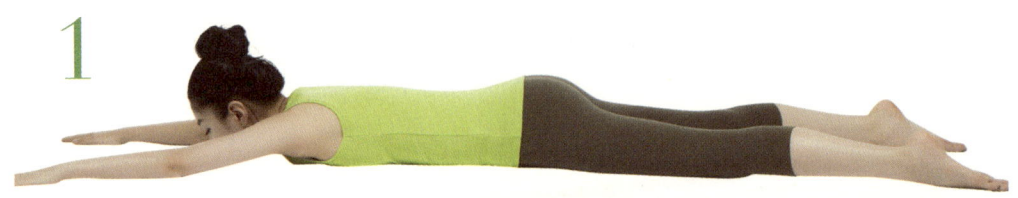

POINT
시신경은 목 근육과 연결되어 있어 시선을 뒤로 할수록 목도 더 젖힐 수 있다.

POINT
무릎을 구부려서는 안 된다.

3~5초 유지

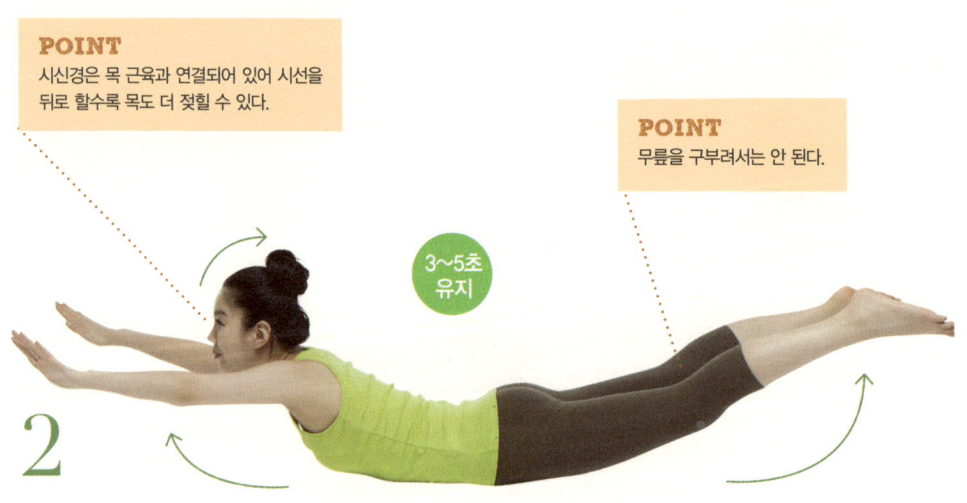

거북목 교정 운동

4 밴드 수평으로 잡아당기기

앞으로 굽은 등과 말린 어깨를 곧게 교정시킨다.

30회

1 양발은 어깨너비로 벌리고 바르게 서서 양손으로 탄력밴드를 가볍게 쥔다. 이때 손등이 아래로 향하도록 한다.

2 팔 힘만으로 탄력밴드를 좌우로 늘려준다. 최대한 늘려준 상태에서 5~10초간 가만히 그 자세를 유지한다.

POINT 어깨와 밴드가 삐뚤어지지 않고 수평을 이루게 한다.

POINT 팔꿈치를 축으로 해서 아래 팔만 좌우로 벌린다.

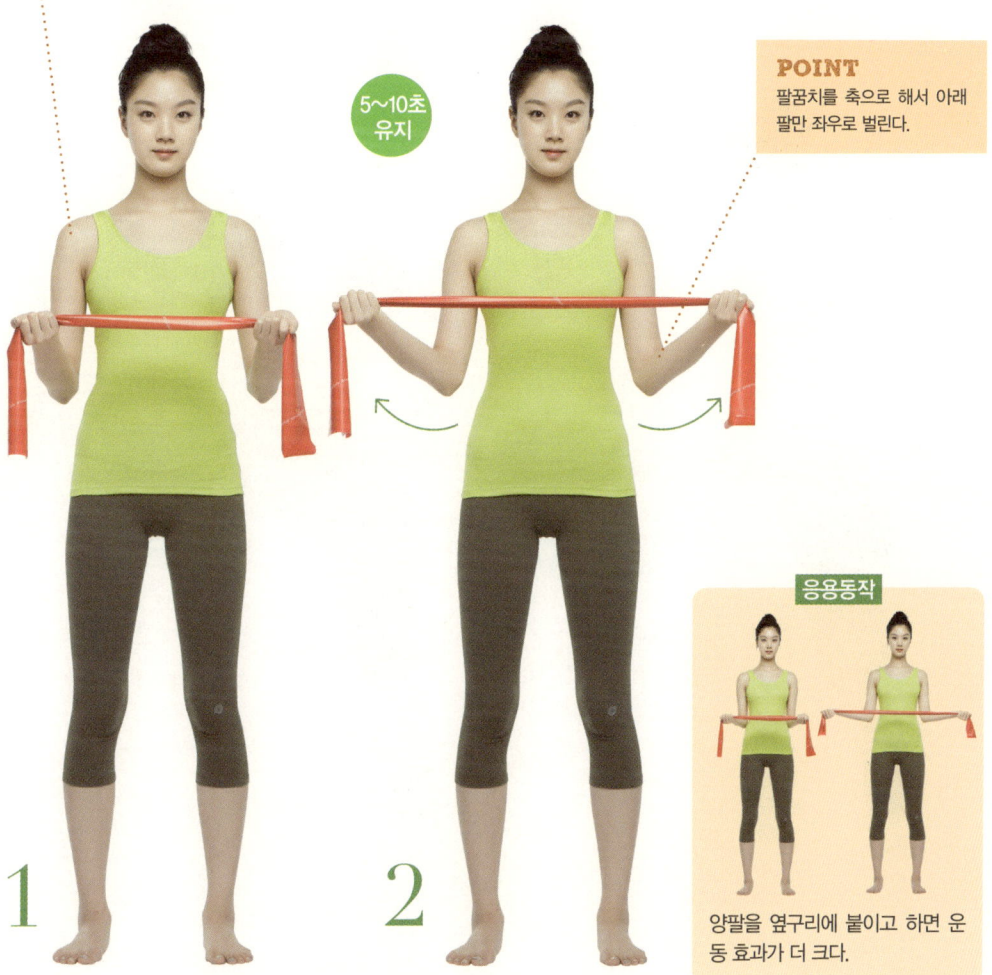

5~10초 유지

1 2

응용동작

양팔을 옆구리에 붙이고 하면 운동 효과가 더 크다.

PART 2 거북목 교정 14일 프로그램

5 벽 짚고 굽은 등 교정 스트레칭

등 전체의 군살을 제거해주며, 탄력 있는 등 라인을 만들어준다.

30회

1. 벽 앞에 척추 정렬을 바로잡고 양발을 어깨너비로 벌리고 선다. 양 손바닥으로 벽 위쪽을 짚는다.

2. 등을 쭉 편 상태에서 상체를 45도가량 앞으로 숙인다. 목은 최대한 뒤로 젖힌 상태에서 1분 동안 지그시 가만히 있는다.

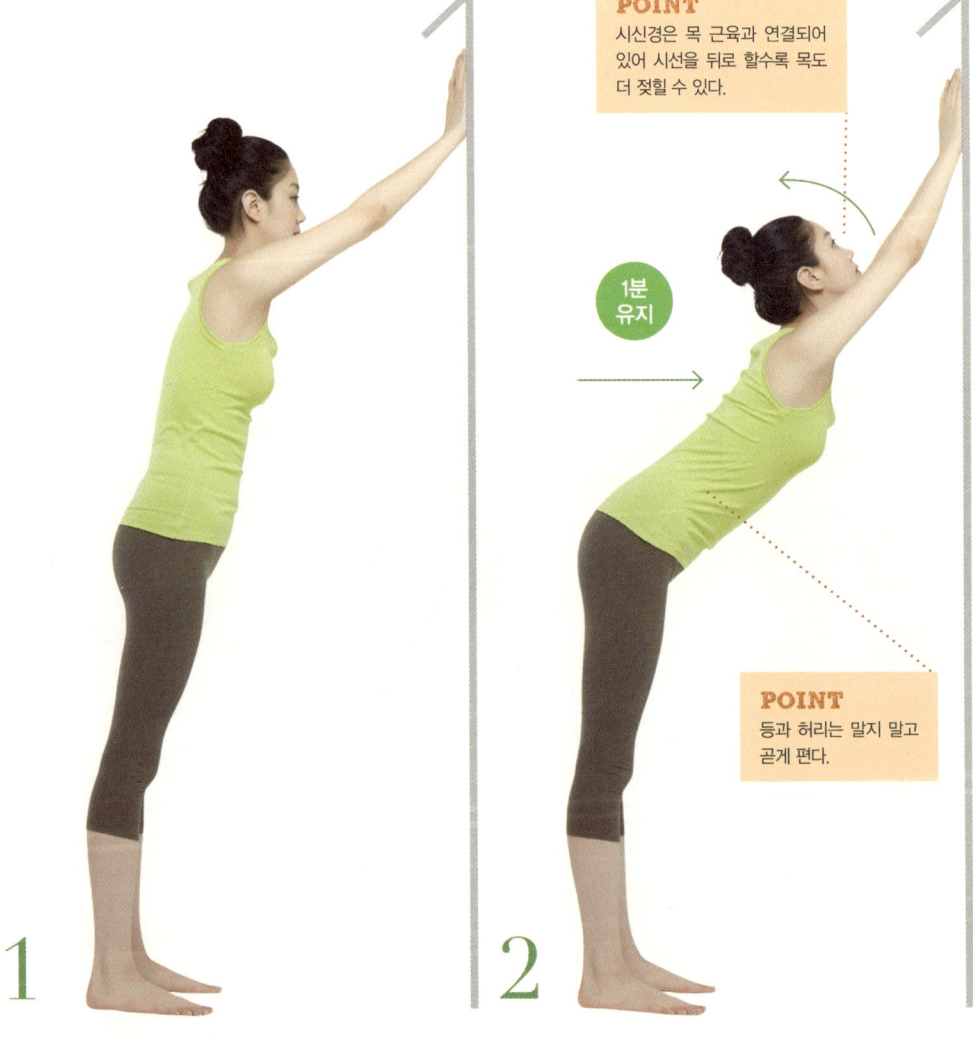

POINT
시신경은 목 근육과 연결되어 있어 시선을 뒤로 할수록 목도 더 젖힐 수 있다.

1분 유지

POINT
등과 허리는 말지 말고 곧게 편다.

거북목 교정 운동

응용동작 1

짐볼을 갖고 운동해도 좋다.

1 짐볼을 벽에 대고 선다.

2 팔로 공을 굴리며 상체를 쭉 편다.

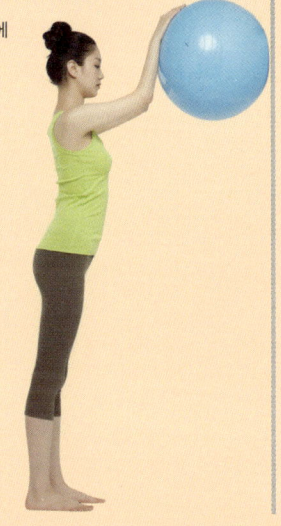
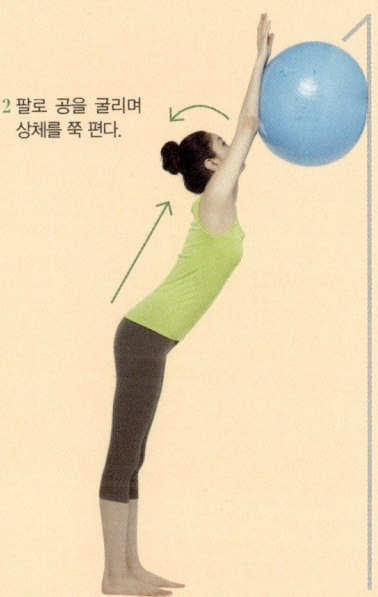

응용동작 2

벽에 양팔의 하단부를 대고 체중을 지탱한 채 골반을 앞쪽으로 내밀어주는 동작도 운동 효과가 높다.

1 벽 앞에 양팔의 하단부를 대고 바르게 선다.

2 팔로 체중을 지탱하고 상체를 기울인다.

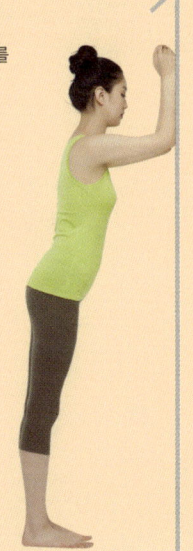
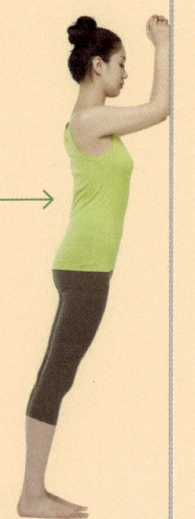

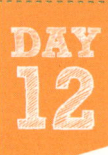

DAY 12 처진 아랫배 교정, 복근 강화 운동

구부정한 거북목 체형은 연결된 복부를 처지게 만들면서 아랫배가 툭 튀어나오게 한다. 아랫배 교정 운동으로 탄탄하고 판판한 복근을 만들어보자.

1 목 들고 한쪽 다리씩 올리기

복부와 허리 근력을 강화시켜 준다.

좌우 30회

1 똑바로 누워서 양손을 머리 뒤에 댄다.

2 어깨가 바닥에서 떨어지도록 한 상태에서 목만 들어 올린다. 동시에 오른쪽 다리를 천천히 들어 올려 3~5초 동안 멈췄다가 원위치한다. 다리 바꿔서 반복한다.

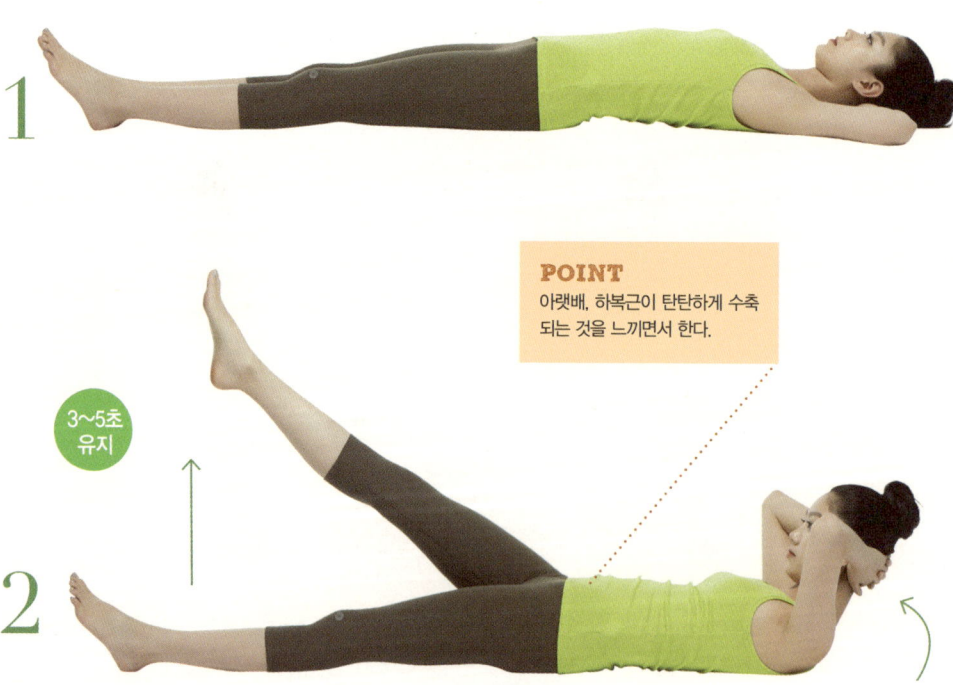

POINT 아랫배, 하복근이 탄탄하게 수축되는 것을 느끼면서 한다.

3~5초 유지

거북목 교정 운동

2 상체 들어 손끝과 발끝 최대한 모으기 30회

약화된 하복근을 강화시켜 줘 판판한 일자 복근을 얻게 된다.

1 똑바로 누워서 양손을 머리 뒤에 댄다.

2 양발을 위로 들어 올리고 동시에 상체도 들어 올려 최대한 손끝과 발끝을 모은 상태에서 3~5초 동안 멈췄다가 처음의 위치로 돌아간다.

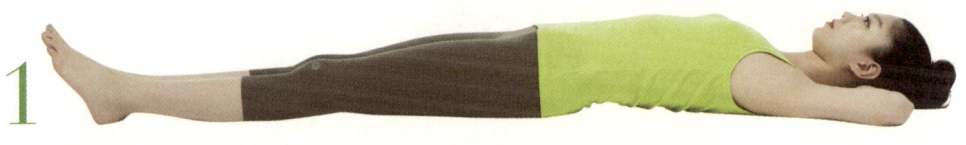

POINT 손끝과 발끝을 최대한 가깝게 붙인다.

POINT 유연성이 좋지 않은 사람은 너무 무리하지 않는다.

3~5초 유지

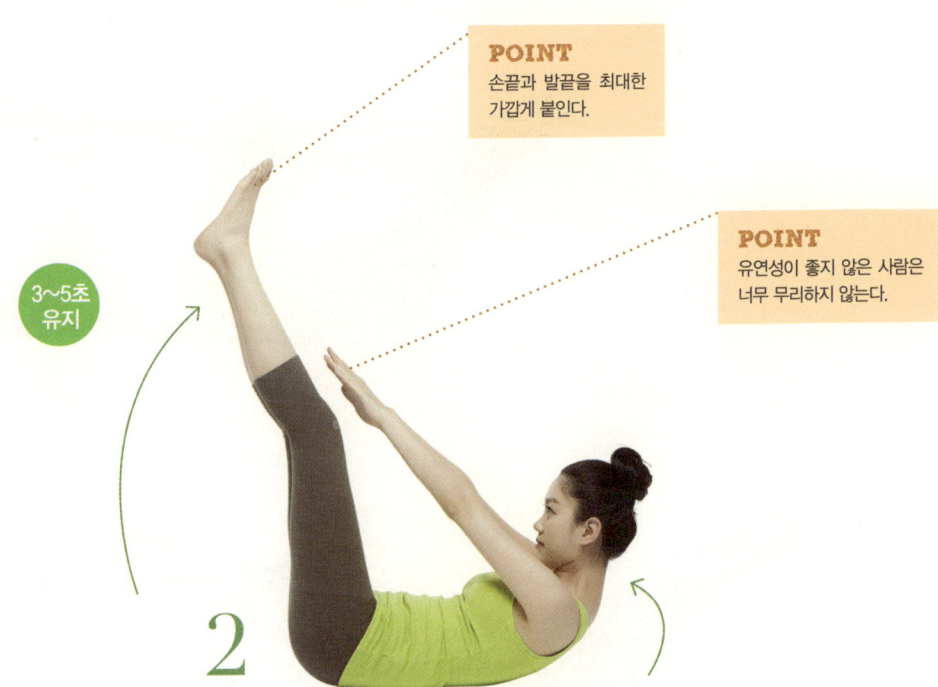

PART 2 거북목 교정 14일 프로그램

3 팔과 다리 들기 연속 운동

복근의 근력을 향상시켜 주어 슬림한 복부를 만들 수 있다.

30회

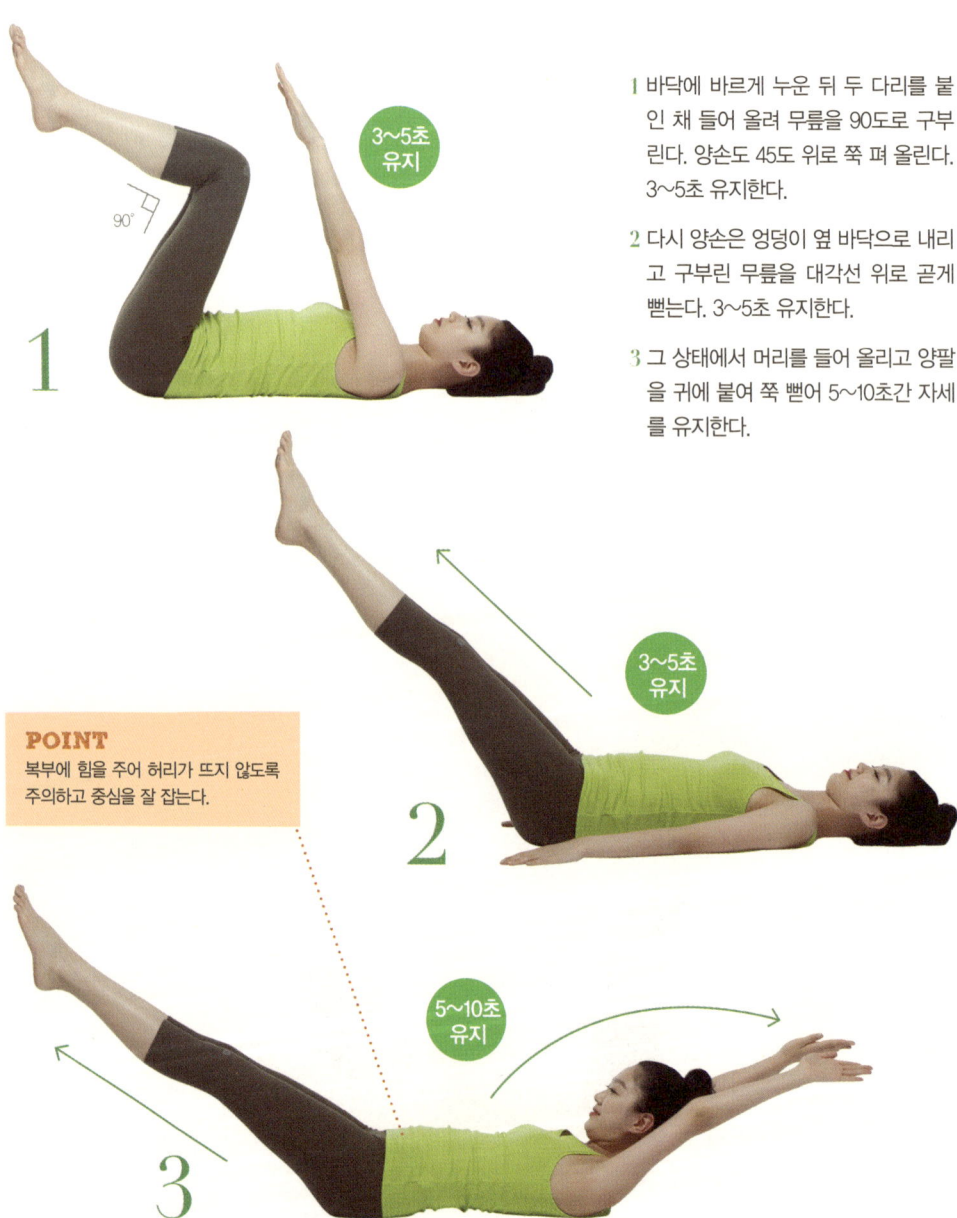

1. 바닥에 바르게 누운 뒤 두 다리를 붙인 채 들어 올려 무릎을 90도로 구부린다. 양손도 45도 위로 쭉 펴 올린다. 3~5초 유지한다.

2. 다시 양손은 엉덩이 옆 바닥으로 내리고 구부린 무릎을 대각선 위로 곧게 뻗는다. 3~5초 유지한다.

3. 그 상태에서 머리를 들어 올리고 양팔을 귀에 붙여 쭉 뻗어 5~10초간 자세를 유지한다.

POINT
복부에 힘을 주어 허리가 뜨지 않도록 주의하고 중심을 잘 잡는다.

거북목 교정 운동

DAY 13 척추 정렬 운동

비틀어진 척추를 굽은 굴곡과 반대 방향으로 풀어주는 굴곡 운동과 굴리기 운동으로 바로잡아 보자.

1 턱 집어넣기 30회
앞으로 쭉 빠져 있는 거북목을 제 위치로 교정시켜 준다.

POINT
두통이 생기면 5초 이내로만 한다. 머리를 숙이지 않는다.

1. 척추 라인을 바르게 잡고 양발을 골반 넓이로 벌리고 선다. 시선은 정면을 보고, 턱은 수평으로 유지한 상태에서 검지손가락을 턱에 살짝 갖다 댄다.

2. 손가락으로 턱을 목 방향으로 10초간 밀어 넣어준다.

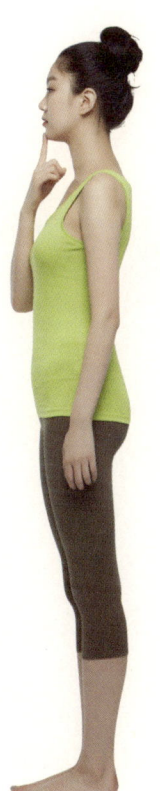
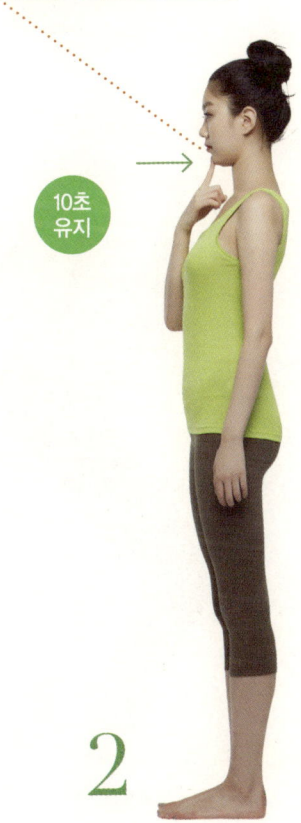

10초 유지

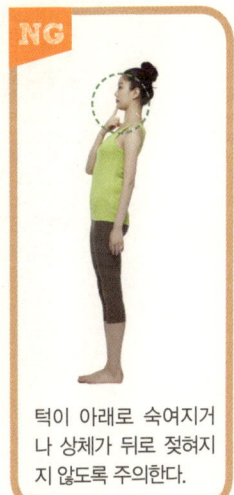

NG
턱이 아래로 숙여지거나 상체가 뒤로 젖혀지지 않도록 주의한다.

PART 2 거북목 교정 14일 프로그램

2 손 뒤로 깍지 끼고 목 젖히기

등 전체가 개운해져 가벼운 몸을 얻게 된다.

30회

1 척추 정렬을 바로잡고 서서 양손을 뒤로 해 깍지를 낀다.
2 무릎을 구부리면서 목을 최대한 뒤로 젖힌다. 동시에 깍지 낀 양팔을 최대한 들어 올린 상태에서 10초간 자세를 유지한다.

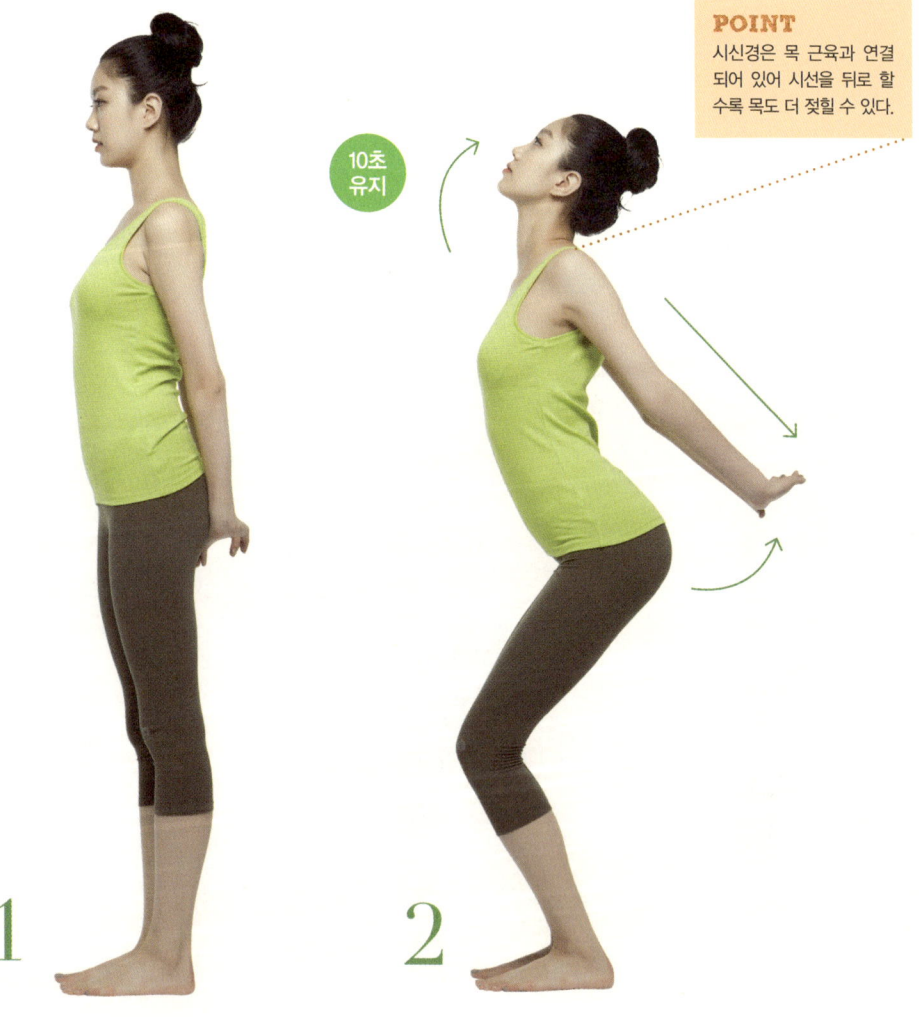

10초 유지

POINT
시신경은 목 근육과 연결되어 있어 시선을 뒤로 할수록 목도 더 젖힐 수 있다.

1 2

거북목 교정 운동

3 고양이 허리 들기

뻣뻣한 등과 허리를 풀어줘 매끈한 등판을 만들어준다.

30회

1. 무릎을 꿇고 양손을 바닥에 대고 엎드린다. 시선은 배를 보고 등을 볼록하게 최대한 들어 튀어나오게 한다. 그 상태로 5~10초 동안 가만히 있는다.

2. 허리를 아래로 누르며 시선은 천장을 보며 3~5초간 자세를 유지한다.

POINT
허리를 들 때는 배를 보고, 내릴 때는 천장을 바라본다.

5~10초 유지

POINT
간혹 허리에 문제가 있는 경우, 허리 통증이 느껴진다면 무리하지 않는다.

3~5초 유지

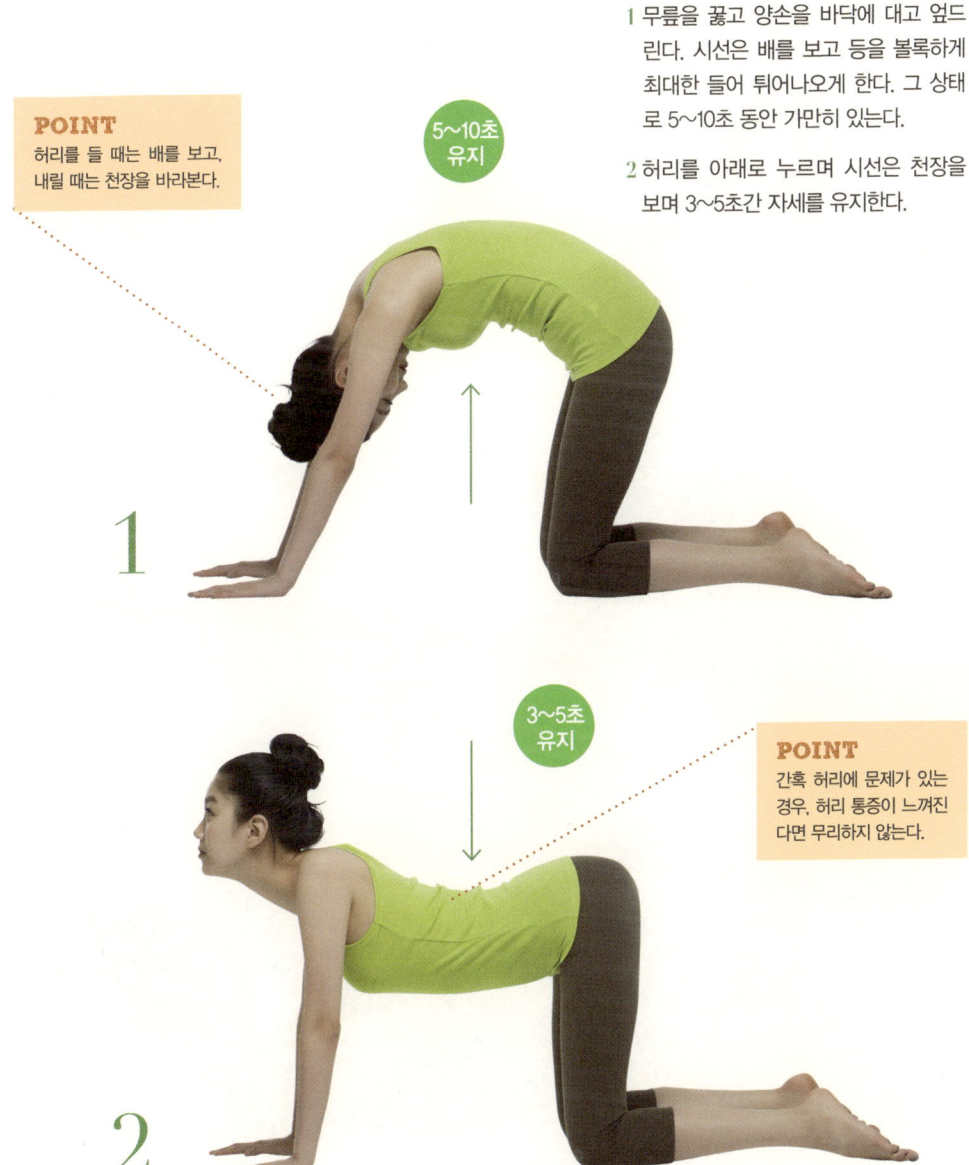

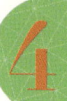
골반 구르기

비틀어진 척추와 골반을 교정해 준다.

30회

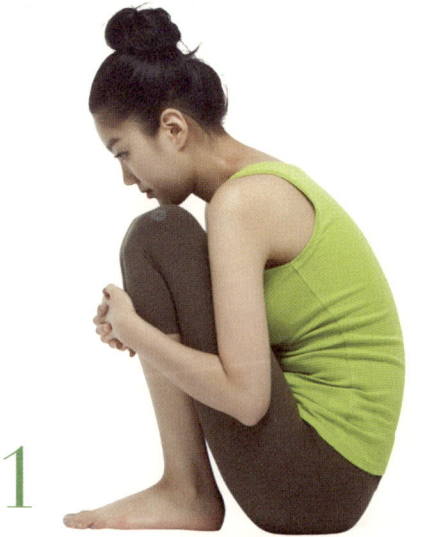

1 양쪽 무릎을 세우고 앉아서 양팔로 다리를 감싸고 손은 깍지를 낀다. 머리를 숙여 몸을 둥글게 만든다.

2 몸을 뒤로 굴려 골반으로 균형을 잡고 다리를 든다. 1초 동안 멈췄다가 처음의 위치로 돌아간다.

POINT
아랫배가 수축되는 것을 느껴야 한다.

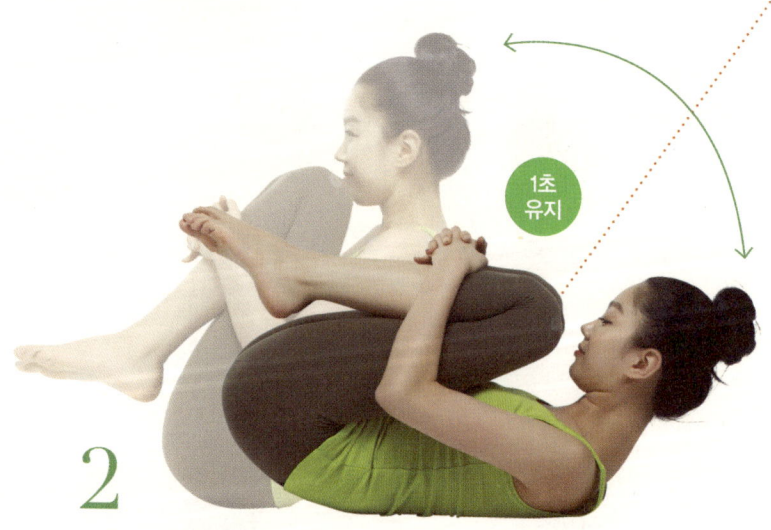

1초 유지

5 등 굴리기

툭 튀어나온 아랫배를 판판하게 교정하고, 굽은 자세를 곧게 펴준다.

30회

1 척추 라인을 반듯하게 하고 다리를 곧게 펴고 눕는다. 양다리를 모아 위로 들어 올린다.

2 힘차게 발을 뻗어 최대한 등을 들어 올려 발을 머리 위쪽으로 보낸다. 3초 동안 ㄱ자로 멈췄다가 원위치한다.

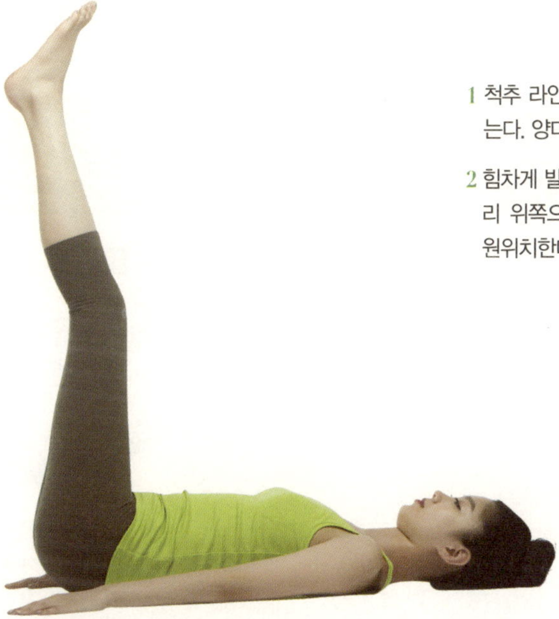

POINT
어지럽거나 목과 허리 통증이 느껴지면 무리해서 하지 않는다.
중심을 잘 잡고 해야 한다.

3초 유지

PART 2 거북목 교정 14일 프로그램

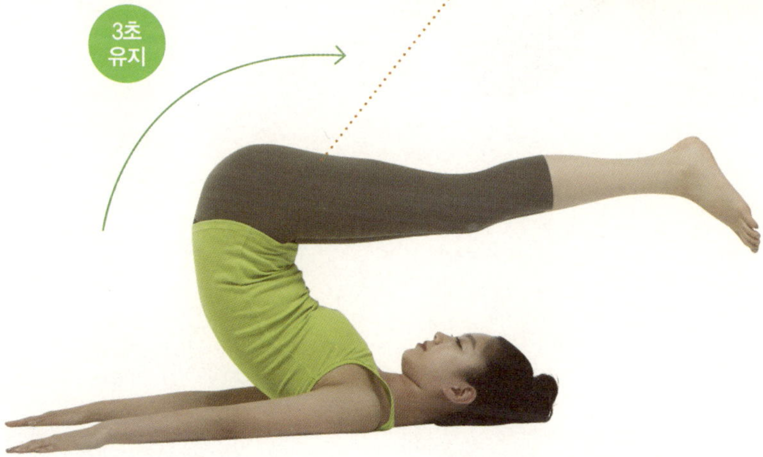

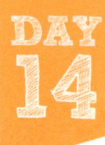

DAY 14 기구를 이용한 자세 교정

탄성이 있는 짐볼과 밴드는 목, 등, 척추 등의 근육에 강한 자극을 주어 보다 효과적인 자세 교정 결과를 얻게 된다. 맨손 자세 운동에 익숙해진 이후에는 적극적으로 도구 운동을 해보자.

1 짐볼 상체 젖혀 반달 만들기

구부정한 자세에서의 축 처진 아래 뱃살을 펴줘 곧고 판판한 복부를 얻게 된다.

30회

1. 중심을 잘 잡아 짐볼에 등을 대고 눕는다.
2. 천천히 상체를 뒤로 젖혀준다. 팔과 다리가 바닥에 닿도록 최대한 몸을 반달 모양으로 만들어준 상태에서 중심을 잡고 3~5초 동안 유지한다.

응용동작

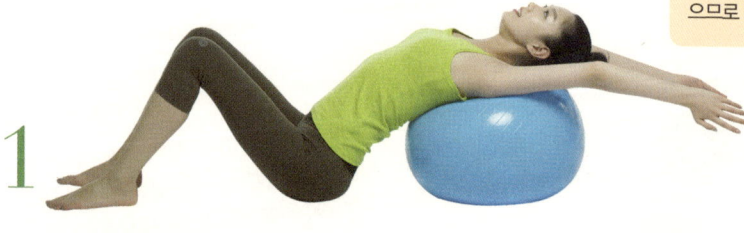

균형 잡기가 힘든 사람은 다리를 쭉 펴지 않고 무릎을 구부린다. 중심을 잃으면 목을 다칠 수도 있으므로 주의한다.

POINT
척추와 골반이 비틀어져 있으면 중심을 잡는 것이 힘들다. 간혹 속이 메스껍거나 빈혈(어지러움)을 느끼면 1초 정도만 유지하거나, 중지한다.

3~5초 유지

거북목 교정 운동

2 짐볼 척추 좌우 스트레칭

뻣뻣한 옆구리와 척추가 펴지면서 개운해진다. 옆구리 군살이 제거된다.

좌우 30회

1 척추 정렬을 바로잡고 양발을 어깨너비로 벌리고 서서 양손으로 짐볼을 잡고 팔을 최대한 쭉 펴 위로 들어준다.

2 팔꿈치를 최대한 펴고 왼쪽으로 상체를 지그시 기울인 상태에서 5초간 버텨준다. 반대쪽도 똑같이 운동한다.

POINT
옆구리, 등, 척추 근육을 최대한 사용해서 운동한다.

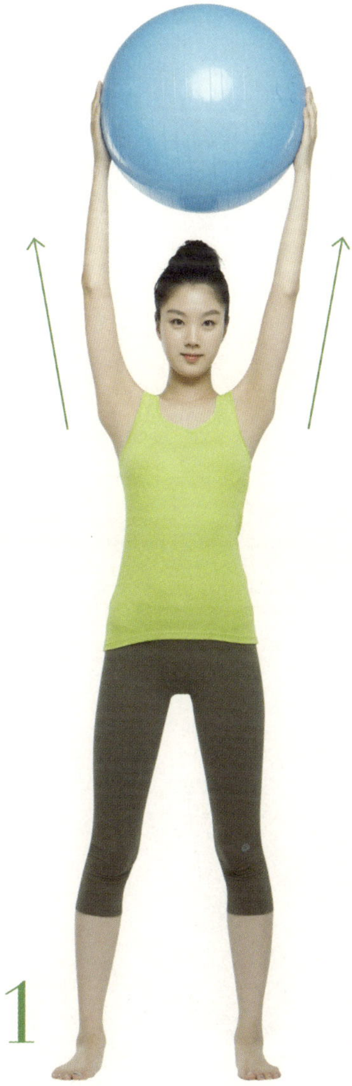

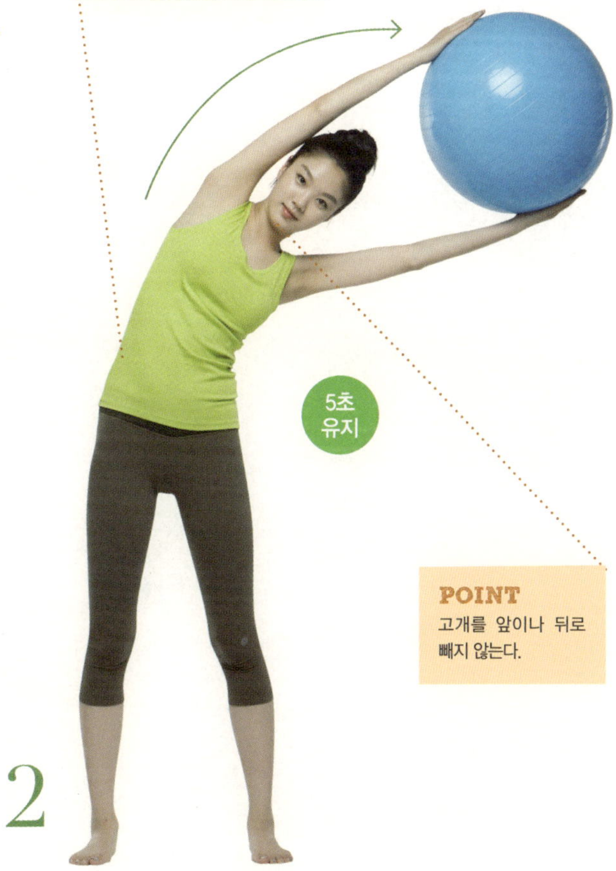

5초 유지

POINT
고개를 앞이나 뒤로 빼지 않는다.

1 2

PART 2 거북목 교정 14일 프로그램   99

3 짐볼 굽은 등 교정 스트레칭

등이 탄탄해지면서 곧게 펴진다.

30회

1 어깨너비로 무릎을 벌려 꿇어앉는다. 양손을 마주 대고 팔 꿈치를 짐볼에 올려놓는다.

2 등이 곧게 펴질 때까지 볼에 상체의 체중을 실어 짐볼을 앞으로 밀어준다. 3~5초 정도 지그시 자세를 유지한다.

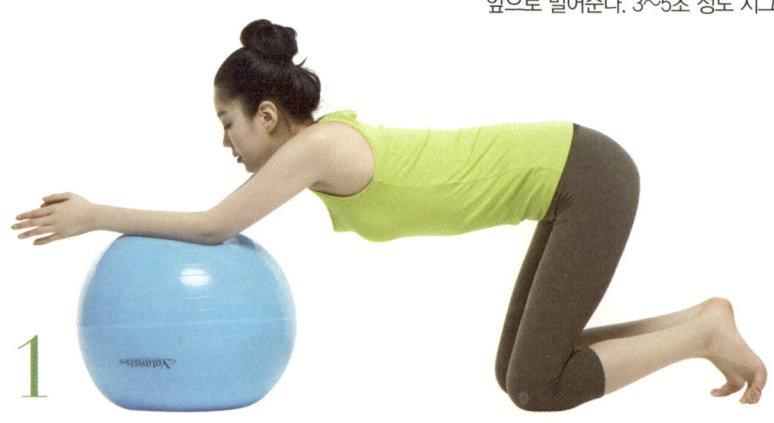

POINT
중심을 잘 잡아 공이 흔들리지 않는 상태에서 동작을 해야 한다.

POINT
척추와 골반이 비틀어져 있으면 중심을 잡기 힘들다. 1초 정도 버티는 것으로 운동의 강도를 조절한다.

3~5초 유지

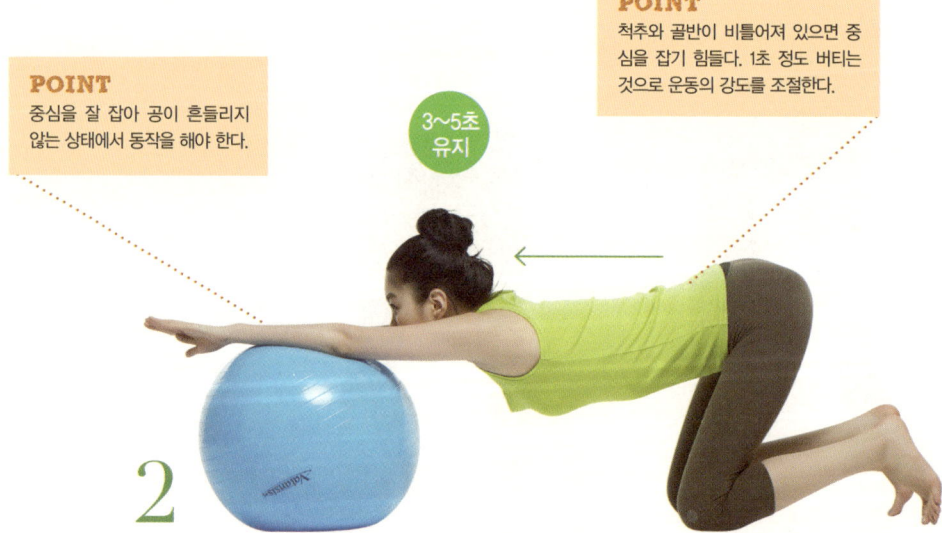

거북목 교정 운동

4 짐볼 벽 짚고 서서 버티기

늘어지고 약해진 척추기립근을 강화시켜준다.

30회

1. 벽 앞에서 양발을 어깨너비로 벌리고 서서 공을 벽에 대고 손으로 잡는다.

2. 공을 굴려 팔을 쭉 편 상태에서 10초가량 체중을 공에 싣고 버틴다. 이때 고개도 뒤로 젖힌다.

POINT
시신경은 목 근육과 연결되어 있어 시선을 뒤로 할수록 목도 더 젖힐 수 있다.

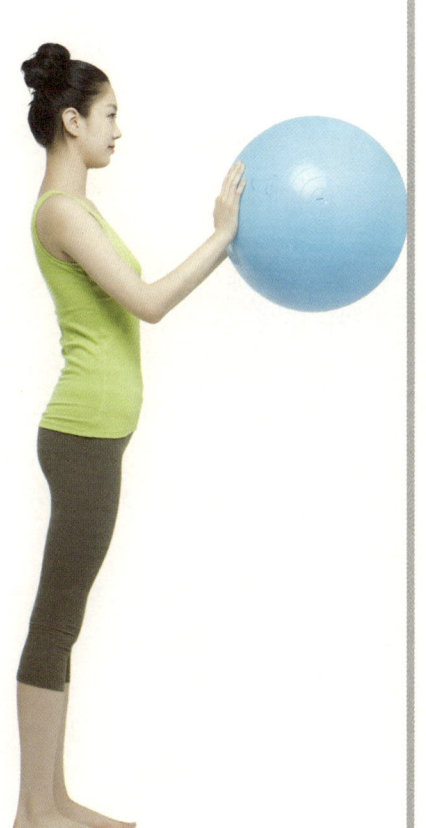

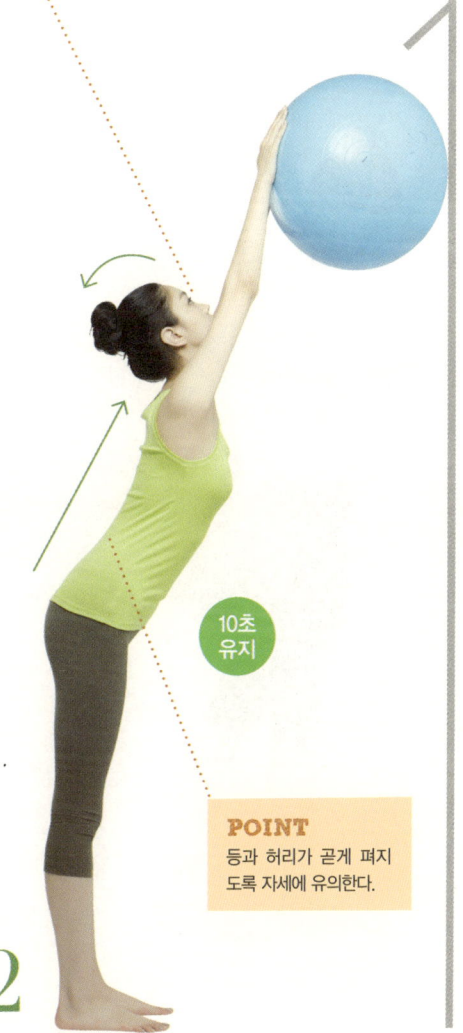

10초 유지

POINT
등과 허리가 곧게 펴지도록 자세에 유의한다.

1

2

PART 2 거북목 교정 14일 프로그램 ::: 101

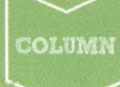

스마트 제품들, 자세에도 스마트할까?

요즘은 어디를 가나 사람들이 스마트폰을 들여다보고 있는 모습이 눈에 띈다. 그것이 좋은지 나쁜지는 지금 판단할 문제가 아니지만, 인간의 바른 자세를 망친다는 점에서는 분명 안 좋은 물건인 듯하다. 참고로, 나는 내 아이(9세)가 스마트폰을 사용하지 못하게 하고 있다. 특히 어린 시절에 척추와 골반이 휘어지거나 틀어지지 않도록 바른 자세 습관을 들여주고 싶기 때문이다.

스마트폰과 태블릿 PC는 세상에 나온 지 불과 5년이 되지 않았다. 모든 문명의 이기가 세상에 나오면, 사람들은 신기해하고 열광하게 된다. 하지만 얼마 지나면 단점이 생겨나게 되며, 그러한 점을 깨달았을 때는 이미 문제가 심각해지는 경우가 대부분이다.

자동차가 세상에 나온 지 얼마 안 되었을 때는 인류 최고의 발명품이라며 열광했단다. 하지만 지금 교통사고로 죽는 사람이 많아졌다는 점은 한번쯤 생각해봐야 할 문제가 아닌가 싶다.

스마트폰, 태블릿 PC는 대다수 사람들이 바닥에 놓고 쓴다. 그러면 어쩔 수 없이 목을 구부정하게 거북이처럼 빼거나 상체를 숙여 들여다봐야 한다. 당연히 정상적인 C형 목 커브는 일자목으로 변형된다. 목이 쉽게 틀어지게 되어 목디스크 증상에 노출되니 목 건강과 바른 자세에는 참 안 좋은 제품이다. 실제로 방송 보도 자료를 확인해보면 최근 목디스크 증상이 급증한 이유가 스마트폰 때문임을 쉽게 알 수 있다.

척추 교정 의사의 입장에서 나는 이 스마트폰을 흥미롭게 보고 있다. 앞으로 10~20년, 인류의 체형이 과연 어떻게 변형될까 하고 말이다. 현대병으로 비만을 이야기하기 시작한 지가 엊그제 같은데 진정한 현대병은 변형된 체형으로 인한 자세 병이 아닌가 싶다. 특히 청소년들의 스마트폰 중독은 이미 우리 모두가 막을 수 없는 거대한 트렌드가 되었다.

스마트폰이 만든 스마트한 라이프 이면에는 척추병원에 넘쳐나는 10대 척추디스크 환자들과 척추측만증(척추가 휘어지는 체형 변형 증상) 환자가 있다. 또한 성장이 되지 않아 고민하는 저성장 청소년들이 급증하였는데, 이 역시 대부분이 육체적으로 성장판 자극 활동을 하지 않게 만드는 스마트폰의 영향이 크지 않나 필자는 생각한다. 실제 초·중·고등 학교 운동장에는 쉬는 시간에도 나가서 뛰어노는 학생들이 과거와 비교할 때 현격하게 줄었다고 한다.

스마트폰은 분명 스마트한 생활의 이기이지만, 곧은 체형의 기초가 되는 척추와 골반에는 결코 스마트한 제품이 아니라 할 수 있다.

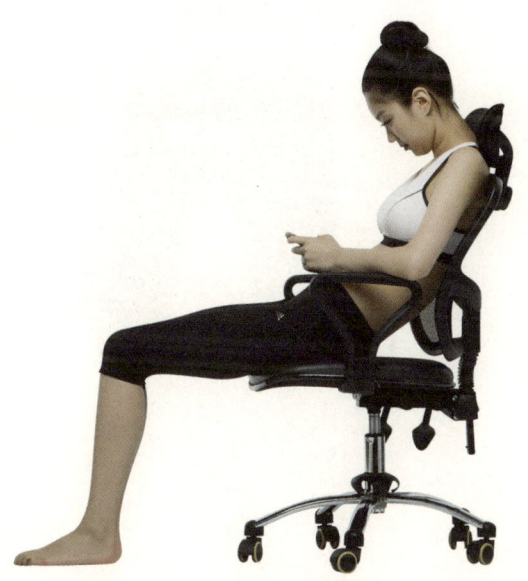

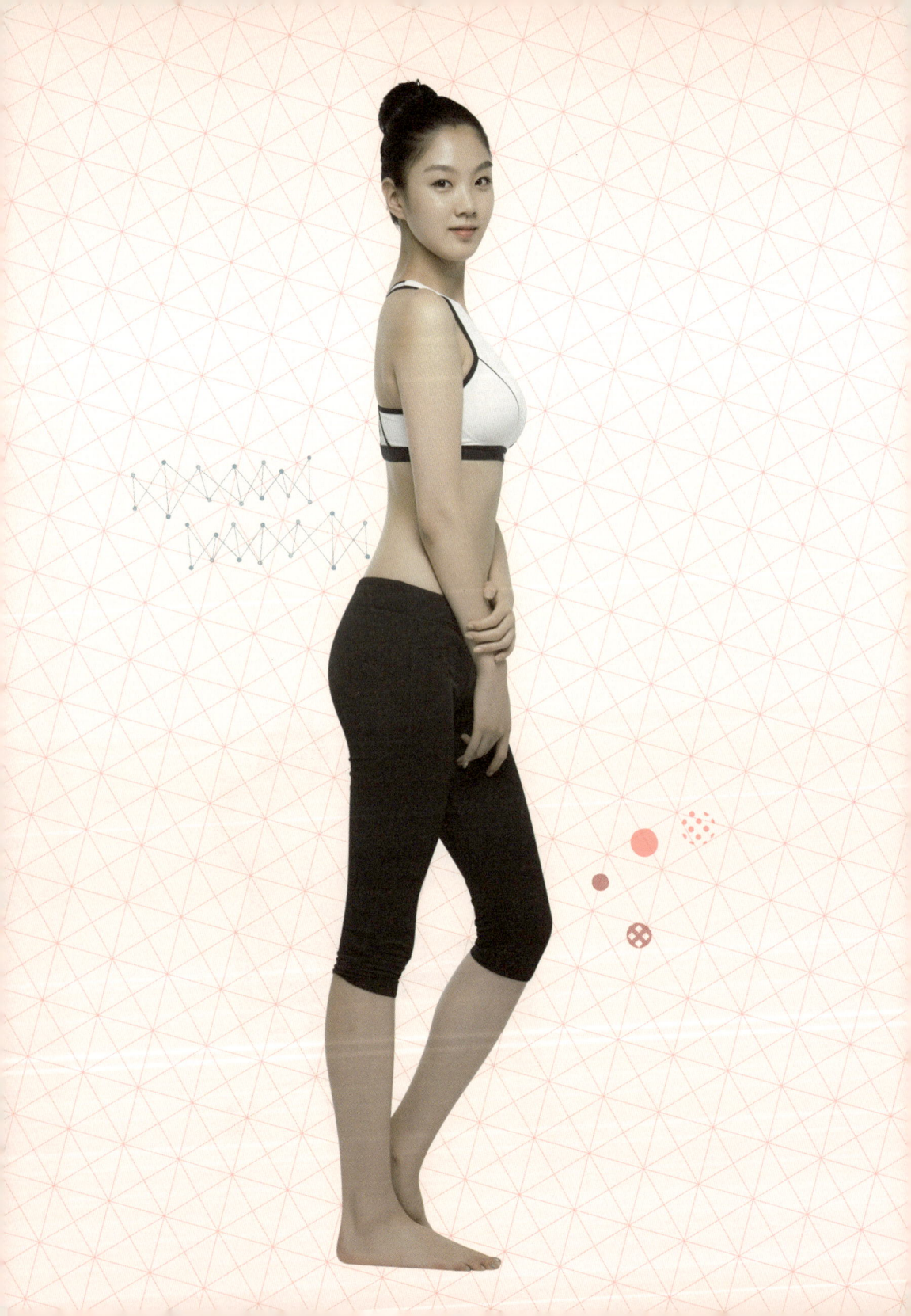

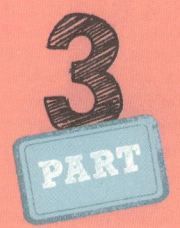

거북목 교정
사무실 스트레칭

최근 사무직 종사자들의 목, 어깨, 허리 통증 등
근골격계 관련 통증이 심각하게 급증하고 있다.
스마트폰과 장시간 앉아 하는 컴퓨터 업무로 인하여 목은 꺾이고
척추와 골반이 휘어지고 비틀어져 발생하는 신체 부작용의 결과라 할 수 있다.
건강보험공단 보고서에 의하면, 이러한 사무직 종사자들의
근골격계 질환으로 인한 산업재해가 급증하는 추세이다.
올바른 작업 환경과 하루 30분의 꾸준한 체형 교정 운동만으로도
획기적으로 통증 예방이 가능하다.
또 집중력까지 키워주어 업무 효율을 높인다.
산재 예방 사무실 스트레칭을 통해 개운하고 가벼운 몸을 만들어보자.

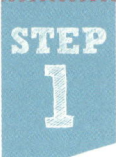

STEP 1 사무실 자세 교정 스트레칭

사무실에서 할 수 있는 자세 교정, 척추 교정, 골반 교정 운동을 소개한다.

1 목 옆 스트레칭

목과 어깨 옆부분 전체가 판판하게 펴지며 개운해진다.

좌우 30회

1. 척추 라인이 중심이 잡히도록 반듯하게 앉는다.
2. 왼손을 들어 머리 위를 지나 오른쪽 귀를 손가락으로 감싼다. 손가락이 아닌 손목과 팔꿈치의 힘으로 왼쪽으로 지그시 눌러준다. 5초 동안 그 상태를 유지했다가 처음의 위치로 돌아간다. 반대쪽도 같은 방법으로 실시한다.

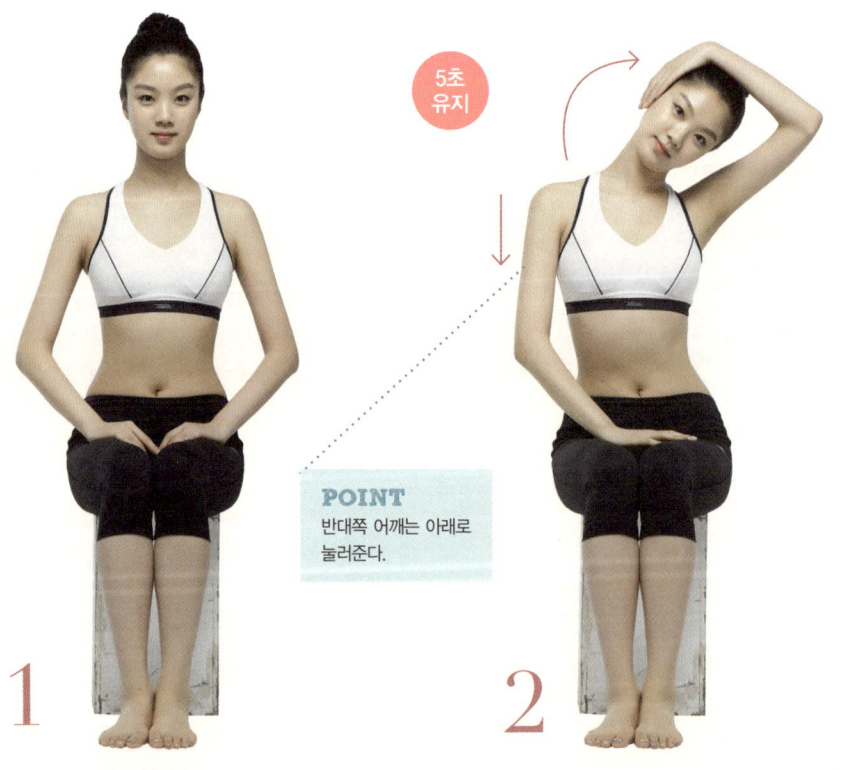

5초 유지

POINT 반대쪽 어깨는 아래로 눌러준다.

거북목 교정 운동

2 목 45도 스트레칭

뻣뻣한 목과 어깨가 개운하게 풀어지며, 목이 길어 보이게 하는 효과가 있다.

좌우 30회

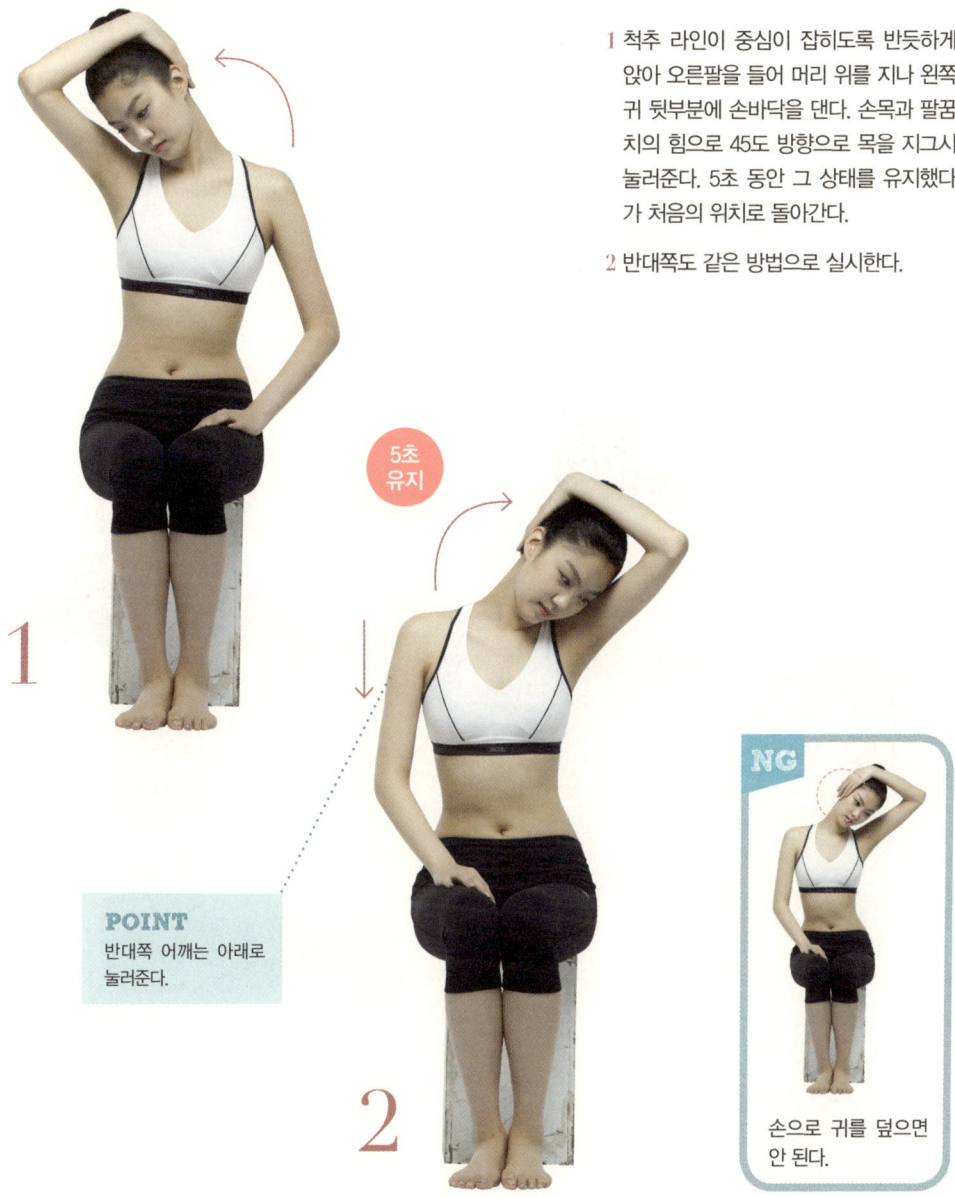

1 척추 라인이 중심이 잡히도록 반듯하게 앉아 오른팔을 들어 머리 위를 지나 왼쪽 귀 뒷부분에 손바닥을 댄다. 손목과 팔꿈치의 힘으로 45도 방향으로 목을 지그시 눌러준다. 5초 동안 그 상태를 유지했다가 처음의 위치로 돌아간다.

2 반대쪽도 같은 방법으로 실시한다.

5초 유지

POINT
반대쪽 어깨는 아래로 눌러준다.

NG
손으로 귀를 덮으면 안 된다.

3 목 뒤로 젖히기

목 앞 근육을 자극하고, 축 늘어진 목주름을 판판하게 펴 거북목을 교정한다.

30회

1. 척추 라인이 중심이 잡히도록 반듯하게 앉아 마주 댄 두 손의 엄지손가락을 턱에 갖다 댄다.

2. 엄지손가락으로 턱을 밀어 들어 올리면서 목을 최대한 뒤로 젖힌다. 시선은 최대한 뒤를 쳐다본다. 5초 동안 멈췄다가 처음의 위치로 돌아간다.

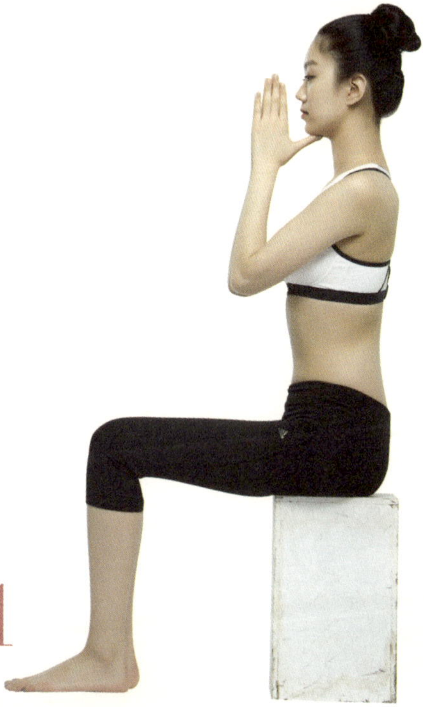

POINT
시신경은 목 근육과 연결되어 있어 시선을 뒤로 할수록 목도 더 젖힐 수 있다.

5초 유지

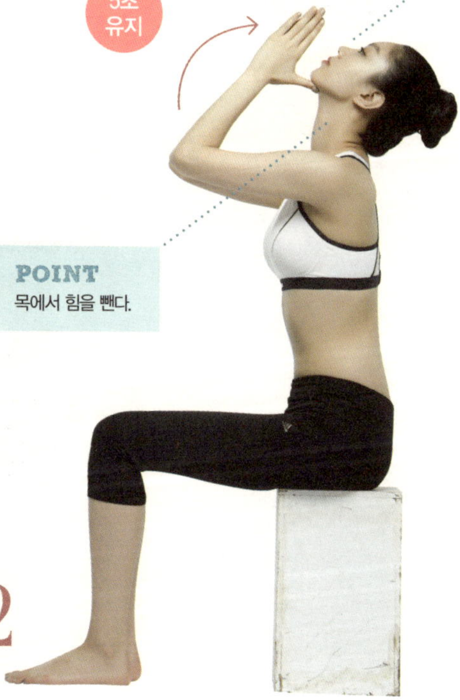

POINT
목에서 힘을 뺀다.

응용동작

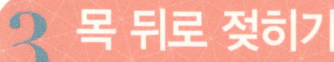

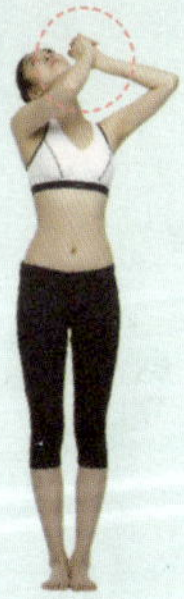

같은 방식으로 왼쪽, 오른쪽 45도 사선으로 목을 젖혀준다.

4 흉근 스트레칭

굽은 등과 움츠러든 가슴을 활짝 펴준다. 동시에 폐활량을 늘려준다.

30회

1. 척추 라인이 중심이 잡히도록 반듯하게 앉아 양손을 머리 뒷부분에 댄다. 코로 숨을 크게 들이마셔서 흉곽을 개방시킨다.

2. 가슴을 내밀면서 팔꿈치를 벌려준다. 가슴이 최대한 벌어질 때까지 펴 10초간 그 상태를 유지한다. 숨을 내쉬면서 팔을 원위치한다.

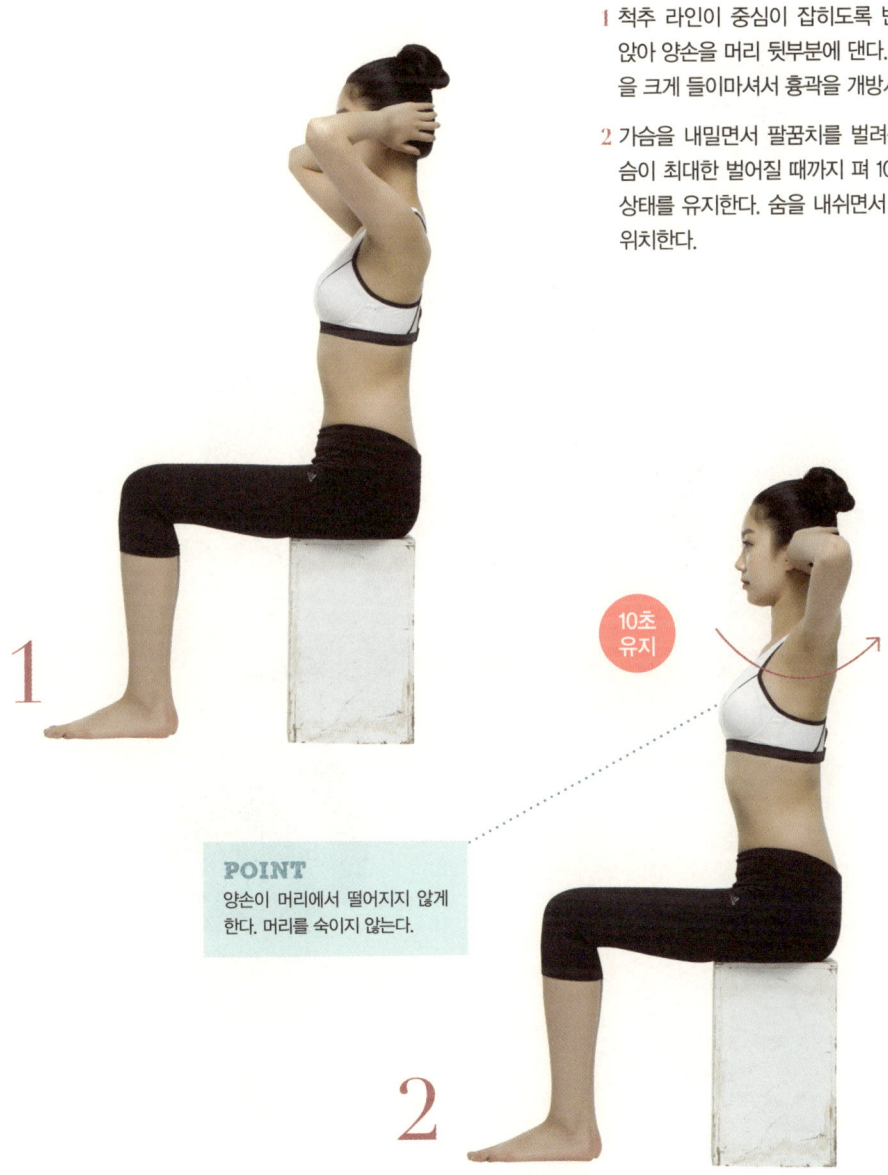

POINT
양손이 머리에서 떨어지지 않게 한다. 머리를 숙이지 않는다.

10초 유지

팔꿈치 고정하고 뒤돌아보기

골반을 개운하게 풀어주고 비틀어진 허리 라인을 대칭으로 만들어준다.

좌우 **30**회

1 허리를 펴고 의자에 바르게 앉는다. 오른손을 왼쪽 무릎 바깥쪽에 댄다. 그 손으로 무릎을 밀어주면서 몸을 최대한 왼쪽으로 비튼다. 그 상태로 5초간 유지한다.

2 반대쪽도 똑같이 반복한다.

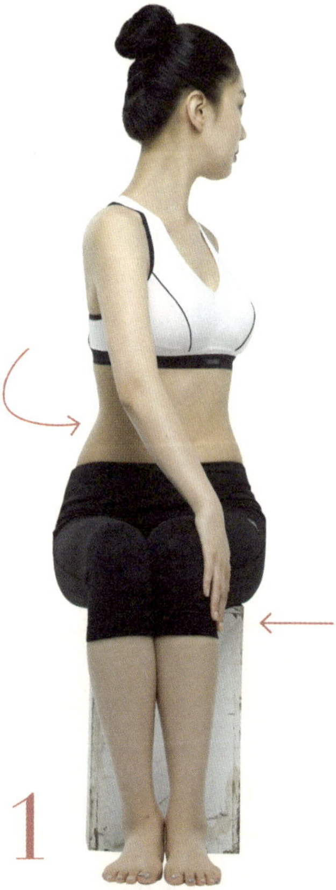

POINT
몸을 비틀었을 때 시선은 되도록 180도 뒤를 바라본다.

5초 유지

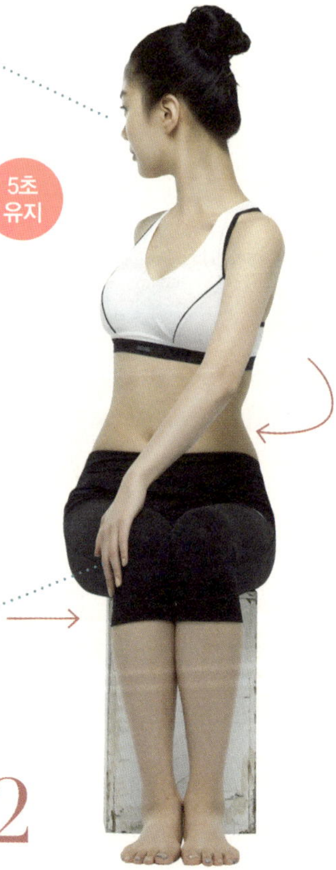

POINT
자세가 고정되도록 한쪽 손은 의자를 짚어 지지해준다. 다른 쪽 손은 무릎을 지그시 밀어준다.

거북목 교정 운동

6 엉덩이 들어 골반 빼기

허리와 골반에 쏠리는 하중을 감소시켜 허리 통증 완화에 도움이 된다.

30회

1 척추 정렬을 바로잡고 의자에 편안하게 앉는다.

2 의자 손잡이를 잡은 손에 힘을 주어 체중을 지탱하며 엉덩이를 든다. 허리에서 힘을 빼 요추가 펴지도록 한다. 5초 동안 지그시 그 자세를 유지한다.

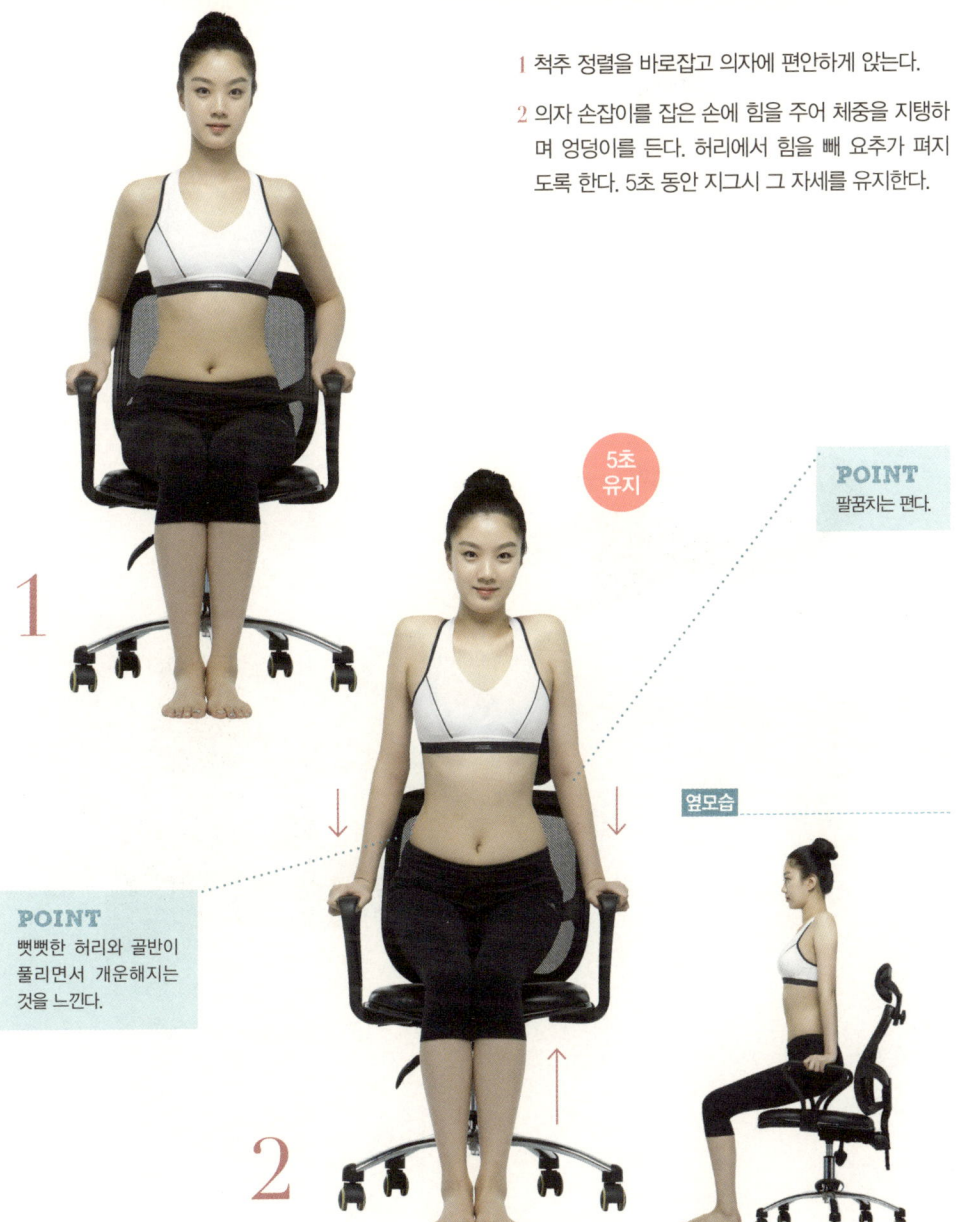

5초 유지

POINT 팔꿈치는 편다.

옆모습

POINT 뻣뻣한 허리와 골반이 풀리면서 개운해지는 것을 느낀다.

PART 3 거북목 교정 사무실 스트레칭

앉아서 다리 꼬아 숙이기

뻑뻑한 고관절과 골반을 풀어준다.

좌우 30회

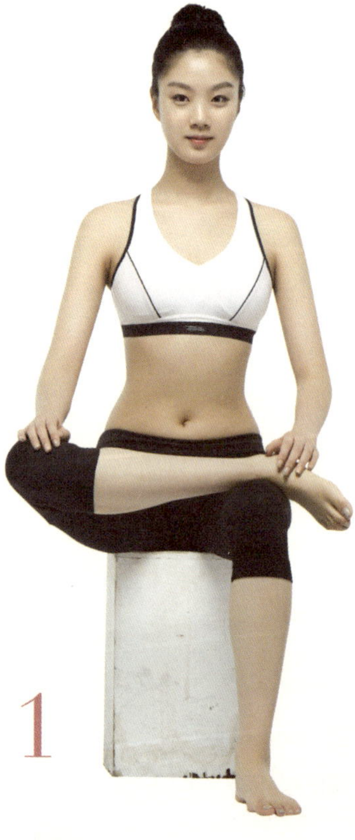

1. 척추 라인이 중심이 잡히도록 허리를 곧게 세워 반듯하게 앉는다. 오른쪽 발을 왼쪽 무릎 위로 올린다. 양손은 오른쪽 발목과 무릎에 댄다.

2. 오른쪽 무릎을 지그시 누르면서 상체를 숙이고 3~5초간 그 자세를 유지한다. 다리 바꿔서 반복한다.

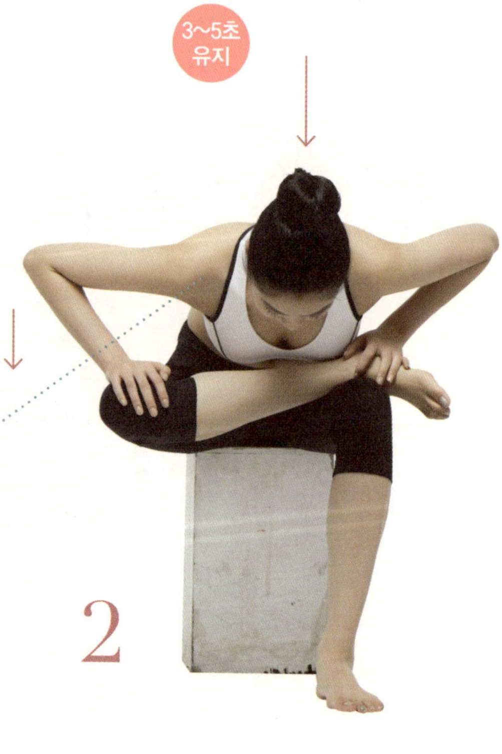

3~5초 유지

POINT
중심을 잃지 않도록 균형을 잘 잡고 숙인 자세를 유지한다. 한쪽 손으로 무릎을 지그시 눌러준다.

8 TA 스트레칭

뻣뻣한 하체 근육을 시원하게 풀어준다. 노폐물 배출 효과도 있다.

 30회

1 허리를 곧게 펴고 의자에 앉는다. 무릎은 되도록 붙이고 다리를 앞으로 쭉 뻗는다. 발바닥은 ㅅ자 모양으로 맞닿게 붙인다.

2 가슴이 무릎에 닿도록 상체를 숙인다. 지그시 5초 정도 유지한 후 제자리로 돌아온다.

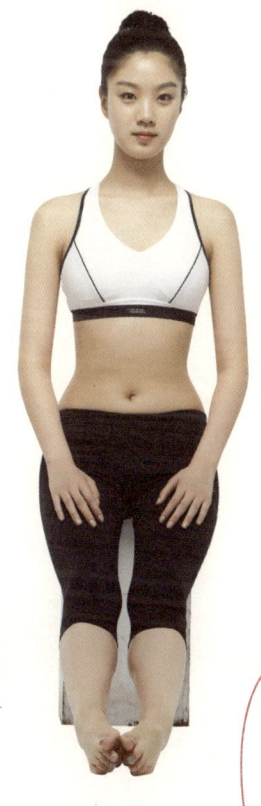

1

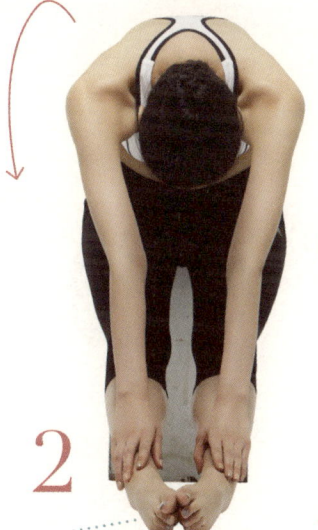

5초 유지

2

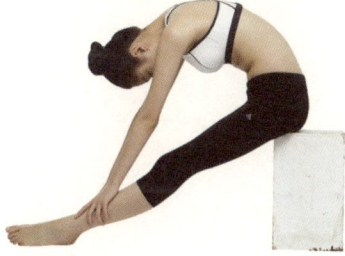

옆모습

POINT
손을 뻗어 발끝을 잡아주면 운동 효과가 더 크다.
발끝은 ㅅ자 모양을 유지한다.

9 앉아서 척추 펴 늘리기

구부러진 자세, 굽은 등을 판판하게 펴준다.

30회

1 척추 라인을 바르게 잡아 앉고 양발을 모은다. 양손을 마주 대고 머리 위로 올린다.

2 양팔을 귀 옆에 붙여 최대한 들어 올린다. 척추와 등 근육이 곧게 펴지도록 팔을 쭉 들어 올려 5~10초 동안 그 자세를 유지한다.

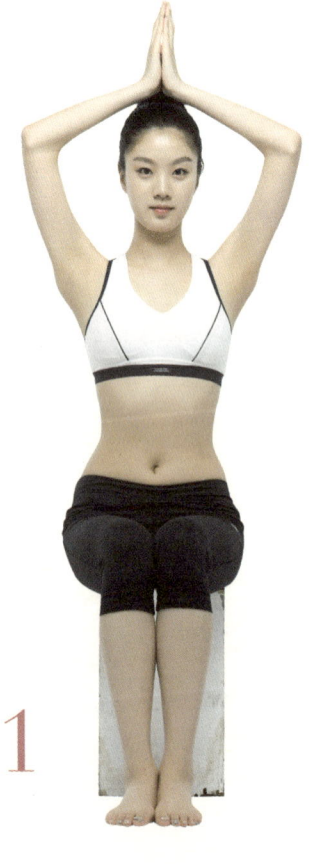

1

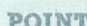
5~10초 유지

POINT
하체는 그대로 두고 상체만 쭉 늘리는 기분으로 운동한다.

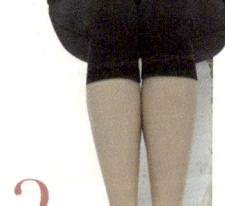

2

10 앞뒤로 무릎 벌려 만세

앞으로 튀어나온 거북목과 뒤로 튀어나온 굽은 등을 최대한 바르게 교정시켜 준다.

좌우 30회

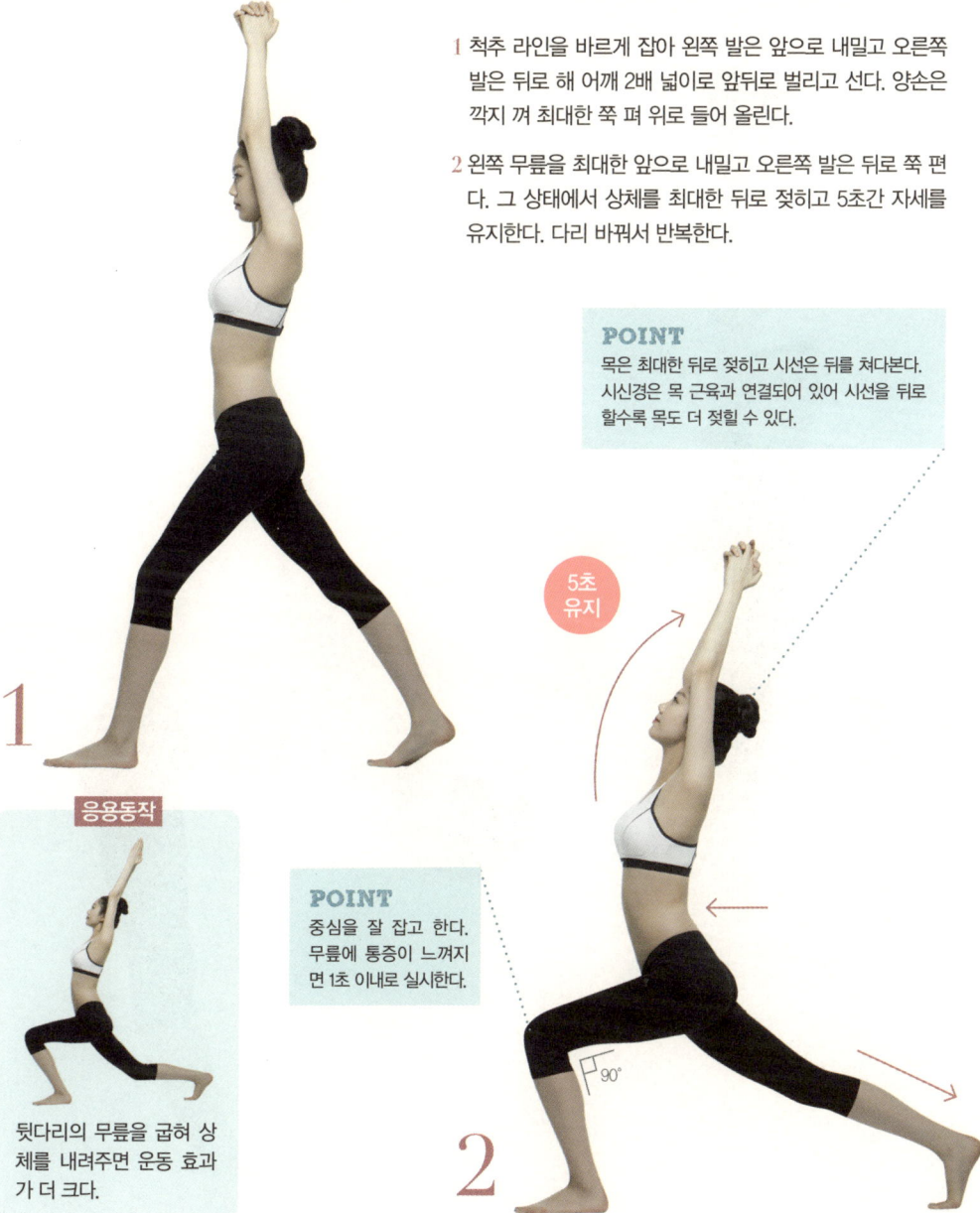

1. 척추 라인을 바르게 잡아 왼쪽 발은 앞으로 내밀고 오른쪽 발은 뒤로 해 어깨 2배 넓이로 앞뒤로 벌리고 선다. 양손은 깍지 껴 최대한 쭉 펴 위로 들어 올린다.

2. 왼쪽 무릎을 최대한 앞으로 내밀고 오른쪽 발은 뒤로 쭉 편다. 그 상태에서 상체를 최대한 뒤로 젖히고 5초간 자세를 유지한다. 다리 바꿔서 반복한다.

POINT
목은 최대한 뒤로 젖히고 시선은 뒤를 쳐다본다. 시신경은 목 근육과 연결되어 있어 시선을 뒤로 할수록 목도 더 젖힐 수 있다.

5초 유지

POINT
중심을 잘 잡고 한다. 무릎에 통증이 느껴지면 1초 이내로 실시한다.

응용동작
뒷다리의 무릎을 굽혀 상체를 내려주면 운동 효과가 더 크다.

11 척추 뒤쪽 견갑 스트레칭

뻣뻣한 어깨와 견갑골을 풀어주면서, 굽은 어깨를 교정시켜 준다.

30회

1 양발을 골반 넓이만큼 벌리고 바른 자세로 서서 양손을 뒤로 해 깍지를 낀다.

2 팔과 머리에서 힘을 빼고 상체를 숙인다. 이때 깍지 낀 양손의 손바닥이 천장으로 향하도록 팔을 비틀어 올린다. 5초 동안 멈췄다가 원위치한다.

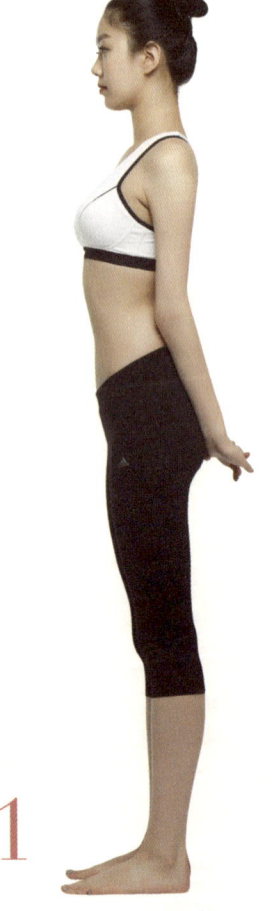

POINT
양손을 최대한 비틀어 올릴수록 스트레칭 효과가 크다.

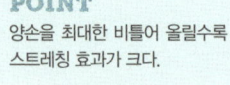
5초 유지

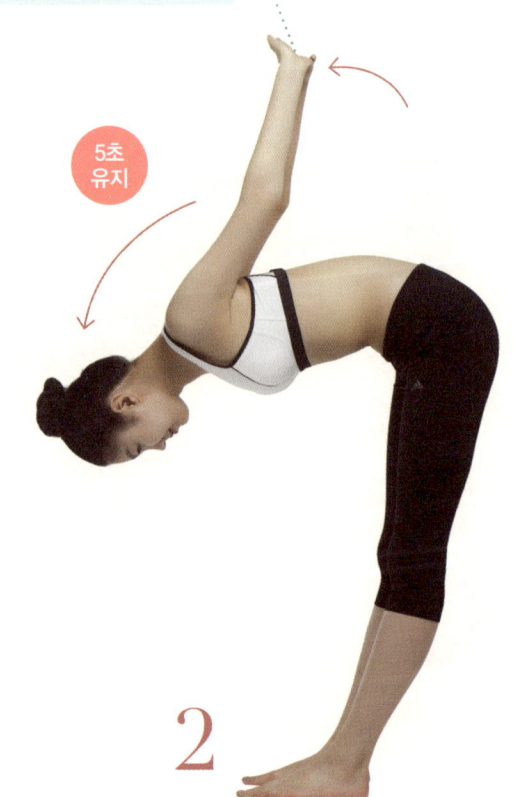

거북목 교정 운동

응용동작
서서 사선 방향으로, 앉아서 정방향이나 사선 방향으로 해도 좋다.

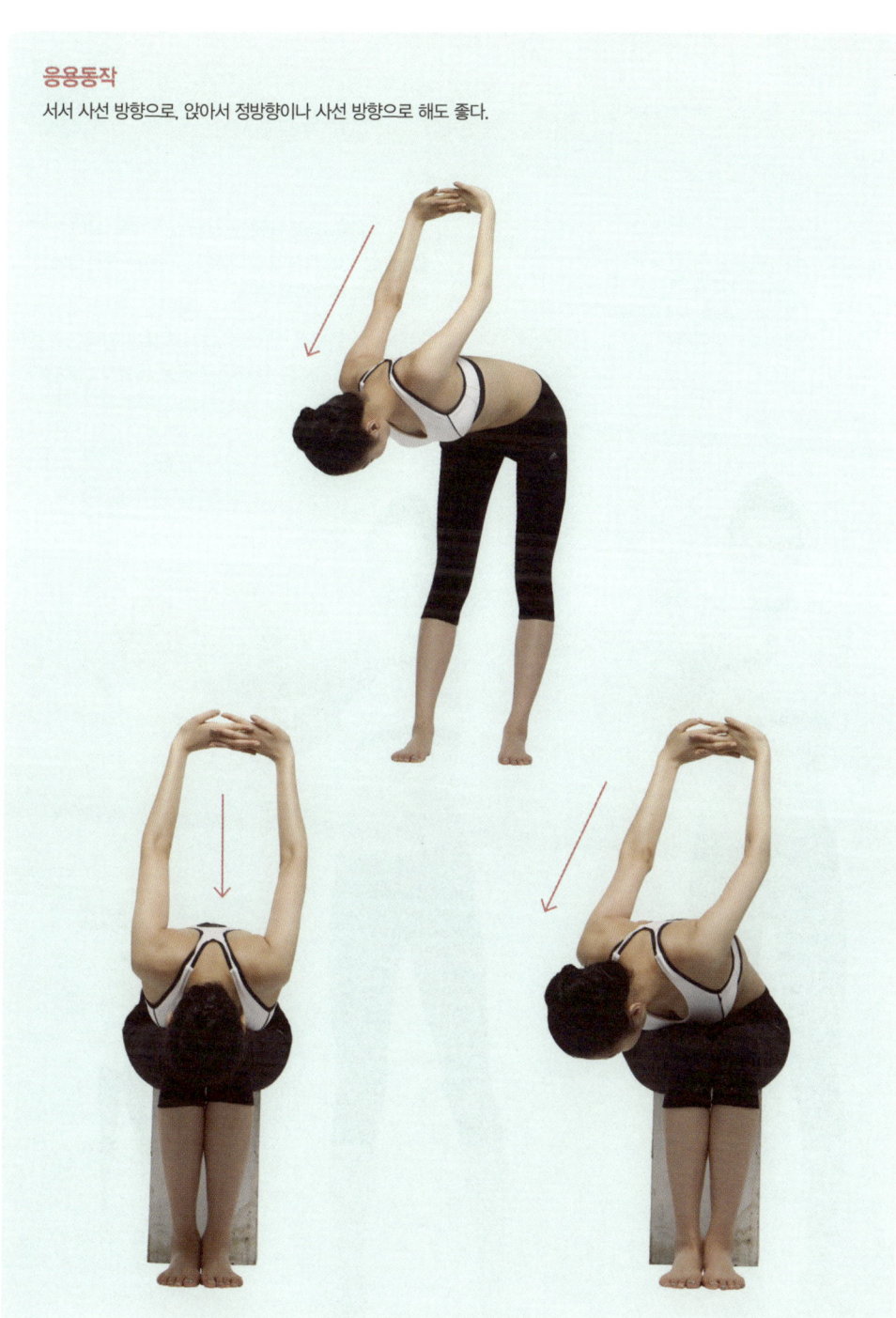

PART 3 거북목 교정 사무실 스트레칭

12 팔 잡아당기며 어깨 빼기

틀어지고 뻣뻣해진 어깨 근육과 등 근육, 척추 근육을 개운하게 풀어준다.

좌우 30회

1 척추 정렬을 잡고 바르게 서서 오른팔을 들어 팔꿈치를 편 상태로 가슴에 갖다 댄다. 왼팔은 오른팔에 직각이 되도록 해 걸어준다.

2 왼팔을 몸 쪽으로 잡아당기면서 몸통을 왼쪽으로 틀어준다. 5초간 자세를 유지한 후 팔을 바꿔서 반복한다.

POINT 시선은 몸통을 비튼 쪽과 반대 방향을 바라보면 좋다.

POINT 팔은 구부리지 않는다.

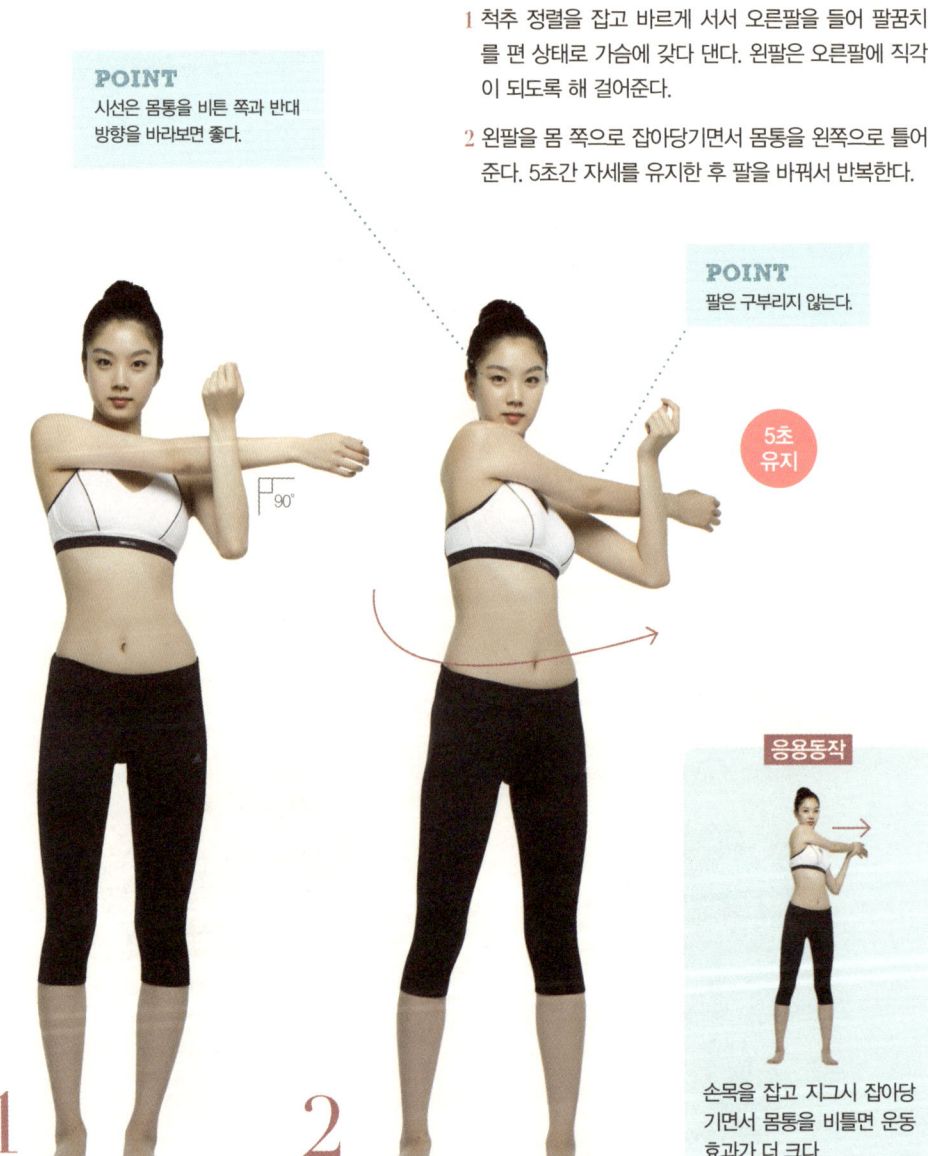

5초 유지

응용동작
손목을 잡고 지그시 잡아당기면서 몸통을 비틀면 운동 효과가 더 크다.

13 척추 비틀기

좌우 30회

장시간 컴퓨터 사용으로 비틀어진 척추와 구부정한 자세를 바르게 교정시켜 준다.

1 양다리를 어깨너비의 2배 정도로 벌리고 무릎이 직각이 되도록 구부려 양손을 무릎 위에 얹는다.

2 지그시 오른쪽 방향으로 상체를 틀어준 상태에서 5초간 자세를 유지한다. 반대쪽도 똑같이 반복한다.

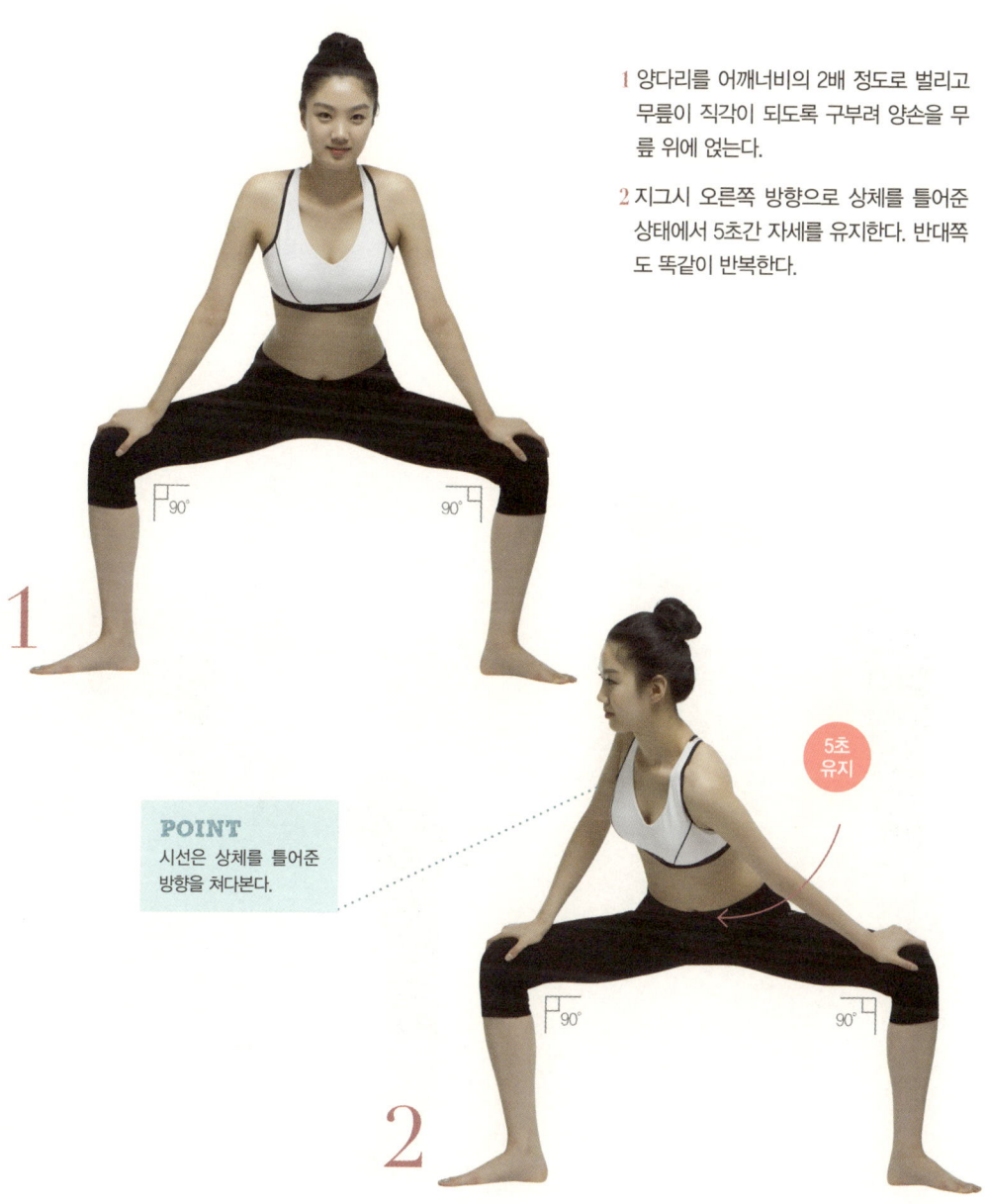

POINT 시선은 상체를 틀어준 방향을 쳐다본다.

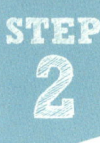

STEP 2 스탠딩 운동, 벽 이용 운동

평소 틈틈이 벽을 이용해 자세 교정을 해보자. 구부정한 자세가 놀라울 정도로 곧게 펴지고 키가 1cm가량 커지는 숨은 키 효과도 기대할 수 있다.

1 벽 짚고 굽은 등 교정 스트레칭   30회

거북목, 굽은 등을 반듯하게 교정시켜 준다.

1 벽 앞에 척추 정렬을 바로잡고 양발을 어깨너비로 벌리고 서서 팔을 펴 벽 위쪽을 짚고 상체를 숙인다.

2 등을 최대한 쭉 펴고 목과 어깨를 뒤로 젖힌다. 그 상태를 5초 동안 유지한다.

POINT 시신경은 목 근육과 연결되어 있어 시선을 뒤로 할수록 목도 더 젖힐 수 있다.

POINT 등이 바닥과 수평이 되게 하면 운동 효과가 크다.

5초 유지

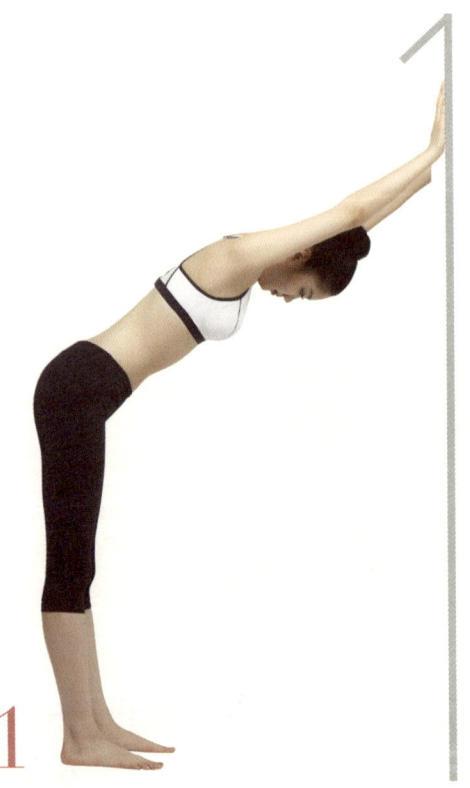
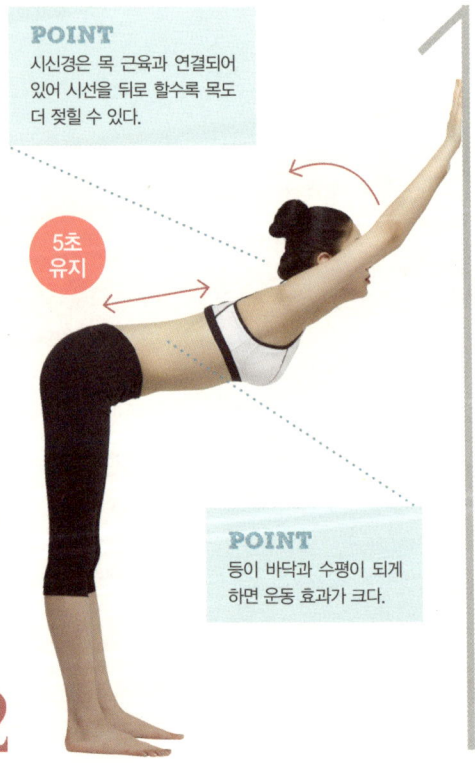

모서리 짚고 흉근 스트레칭　　30회

가슴 앞쪽을 개운하게 펴주고 폐활량을 늘려준다.

1. 벽의 모서리 앞에 척추 라인을 바르게 잡고 양발을 어깨너비로 벌려 서서는 손바닥으로 벽을 짚는다.
2. 가슴과 상체를 지그시 앞으로 붙이려 한다. 이때 목은 최대한 뒤로 젖힌다. 그 상태에서 5초간 버틴다.

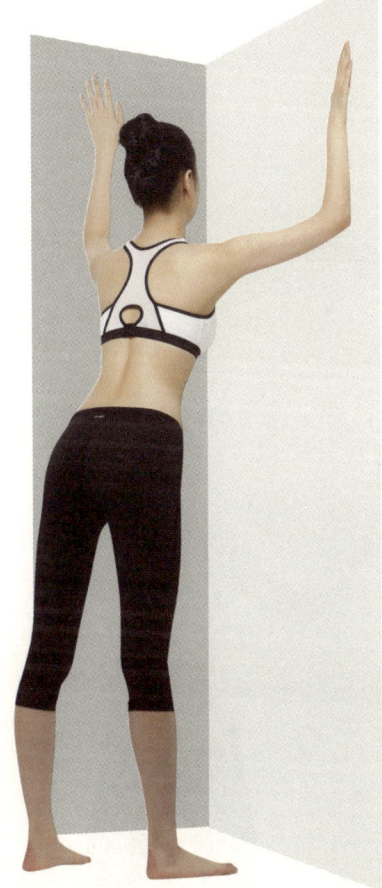

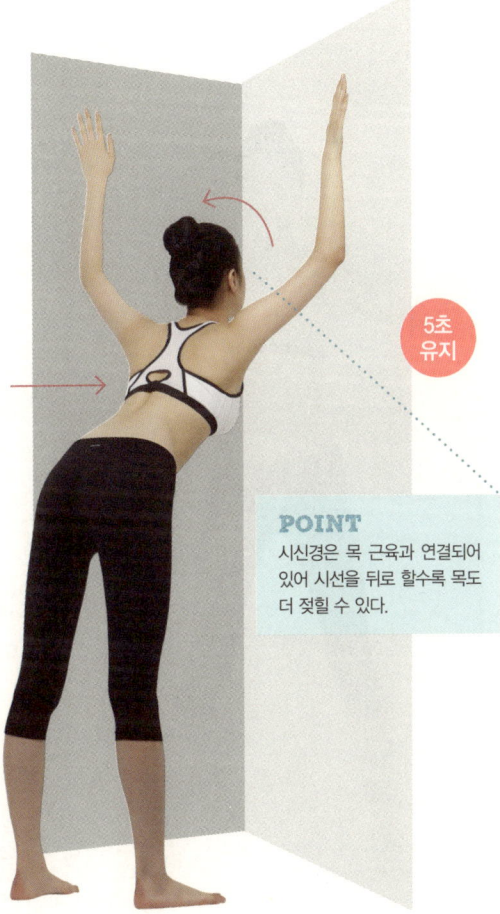

5초 유지

POINT
시신경은 목 근육과 연결되어 있어 시선을 뒤로 할수록 목도 더 젖힐 수 있다.

PART 3　거북목 교정 사무실 스트레칭

3 문틀 이용 흉근 스트레칭

굽은 어깨가 개운해지면서 바르게 교정된다.

30회

1. 문틀에 양팔을 직각으로 대고 양발은 어깨너비보다 다소 넓게 벌려 척추를 바르게 정렬하고 선다.
2. 지그시 상체를 앞으로 기울여 3~5초 동안 버틴다. 이때 머리는 최대한 뒤로 젖힌다.

POINT 중심을 잃지 않도록 손에 힘을 준다.

POINT 시신경은 목 근육과 연결되어 있어 시선을 뒤로 할수록 목도 더 젖힐 수 있다.

3~5초 유지

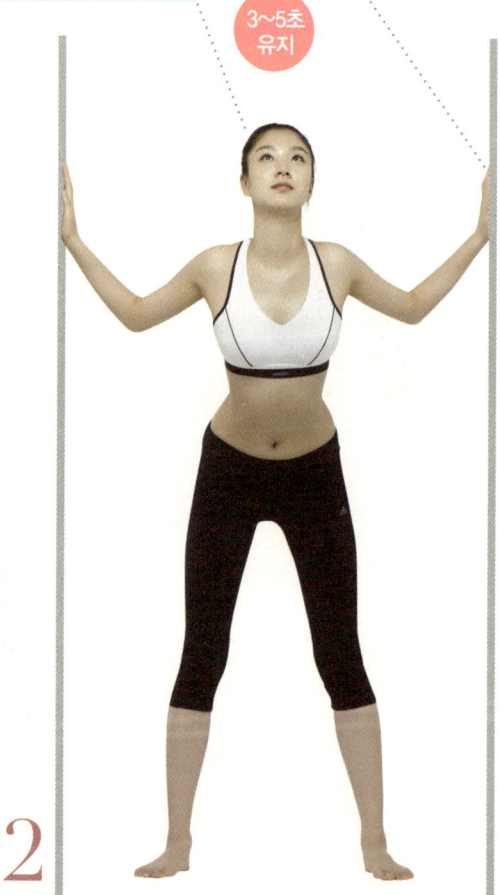

거북목 교정 운동

4 손목 비틀어 짚고 목 젖히기

앞으로 튀어나온 거북목, 뻣뻣한 팔, 뒤로 튀어나온 굽은 등을 바르게 교정시켜 준다.

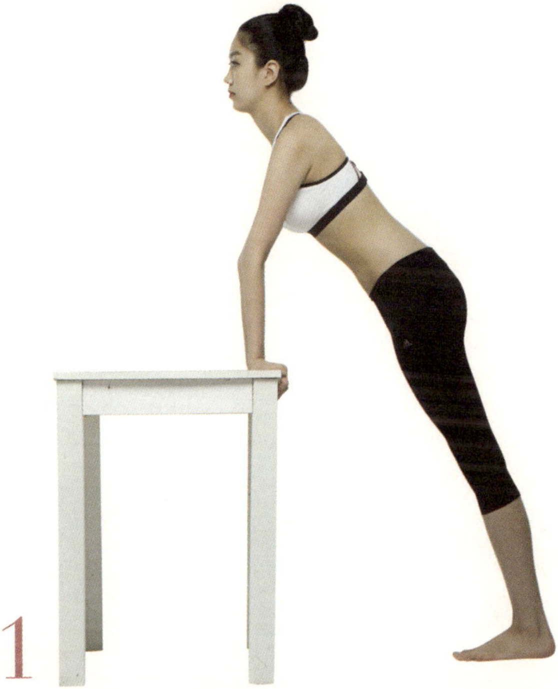

30회

1. 척추 라인을 바르게 잡고 양발을 붙여 책상 앞에 선다. 팔목을 뒤로 젖혀 책상의 가장자리를 잡는다.

2. 양팔로 체중을 지탱하면서 몸 전체를 앞으로 내린다. 최대한 목을 뒤로 젖혀준 상태에서 5~10초간 그 자세를 유지한다.

POINT 시선은 최대한 뒤를 바라본다.

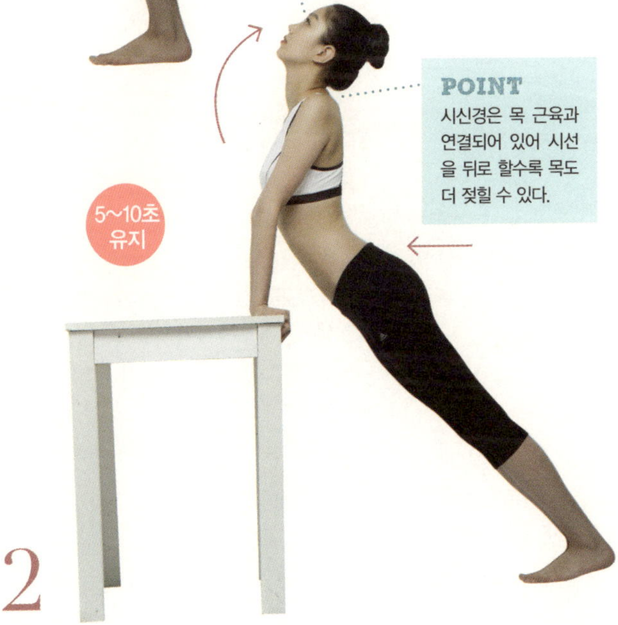

POINT 시신경은 목 근육과 연결되어 있어 시선을 뒤로 할수록 목도 더 젖힐 수 있다.

5~10초 유지

응용동작 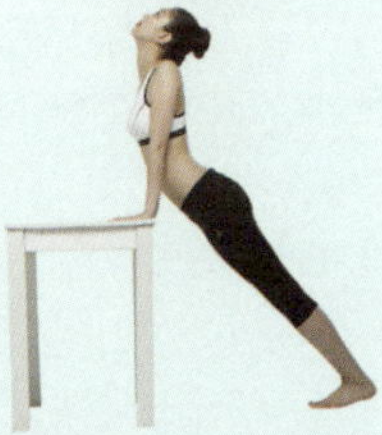
손바닥을 책상에 바로 대고 할 수도 있다.

PART 3 거북목 교정 사무실 스트레칭

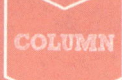

왜 자주 면접에서 떨어질까?

스튜어디스를 뽑기 위해, 직장인을 채용할 때, 가수나 연예인을 뽑을 때 한결같이 일렬로 세워놓고 면접을 한다. 그런데 면접에서 가장 중요한 요소는 무엇일까? 많은 사람들이 면접을 준비한다고 할 때 질문 리스트를 만들어 암기하는 것을 우선으로 하는 것 같다. 여러분도 그렇게 생각하는지 모르겠지만, 체형 교정 전문가의 입장에서는 다소 다른 생각을 제시하고 싶다.

사람이 상대방의 인상을 판단하는 데 걸리는 시간은 불과 5초 이내라고 한다. 5초 이내에 그 사람을 스캔하듯이 파악하고, 이미 뇌에서는 좋고 나쁨의 호불호를 결정한다는 것이다. 그렇다면 5초 내에 무엇을 보여주어야 할까? 이를 생각해 보면, 면접에서 가장 우선시 해야 하는 것들이 떠오를 것이다.

바로 호감 가는 인상을 심어줘야 한다. 외모로 판단하는 것이 전부는 아니라는 말을 많이들 하지만 현재는 외모도 경쟁력이고, 준비하고 노력해야 훌륭한 체형과 외모를 가질 수 있다.

호감 가는 인상 만들기

- **바른 자세** 좌우, 앞뒤 중심선이 바르게 맞춰진 자세를 습관화한다. 버스나 지하철에서 무심코 구부정하게 스마트폰만 들여다보지 말고, 유리창으로 보이는 자신의 모습을 바르게 맞춰보는 훈련을 해보자.
- **곧은 다리** 곧은 다리는 상대방에게 긍정적인 호감을 준다. 매끈하게 뻗은 다리는 분명 노력으로 얻어낼 수 있다. 꾸준히 교정 운동을 해보자.
- **군살 없는 체형** 교정 운동은 근육 내 쌓여 있는 셀룰라이트와 지방 덩어리를 최대한 매끈하게 만들어준다.
- **반듯한 걸음걸이** 곧은 자세에서 똑바로 일자걸음을 걷는다면, 분명 호감 가는 인상을 심어주게 된다.

체형 미남, 미녀 연봉 더 받는다

미국 예일대에서 젊은 남녀 4천 명을 대상으로 조사했는데 매력적으로 보이는 사람의 연봉은 평범해 보이는 사람의 연봉보다 평균 5~10퍼센트 더 높은 것으로 나타났다. 잘생긴 사람은 갖고 있는 실력보다 더 자신감 있어 보이기 때문이란다.

필자는 여기에 얼굴뿐만 아니라 좌우 균형 잡힌 몸매를 가지면 더욱 연봉이 올라간다고 덧붙이고 싶다. TV 광고에서 보는 유명인들은 대다수 일반 직장인들이 몇 년을 모아야 할 연봉을 단 한 번의 광고로 벌어들인다. 그런데 최근 최고의 광고 모델 중 한 명으로 꼽히는 김태희에 관해 재미있는 기사를 읽었다.

Q 김태희가 예쁜 까닭은?
A 바로 좌우 대칭이기 때문이다.

체형 교정 전문가의 입장에서는 너무도 당연한 말이다. 균형 잡힌 몸매는 강한 인상의 시작이다. 좌우 대칭이 안 맞는 몸매는 참 볼품이 없다. 얼굴이 아무리 미남미녀라도 벌어진 오다리, 처진 엉덩이, 구부정하게 굽은 등, 거북목 체형은 정말 보기가 흉할 정도다.

연봉을 더 받고 싶은가? 지금 바로 좌우 대칭의 균형 잡힌 몸매를 만들어보기 바란다.

호감 가는 인상! 임팩트 강한 인상! 키가 커 보이는 인상!
취업 준비하느라 구부정한 자세로 토익 책만 들여다보지 말자. 정작 면접관이 여러분을 판단하는 것은 불과 5초 이내라는 사실을 명심하기 바란다.

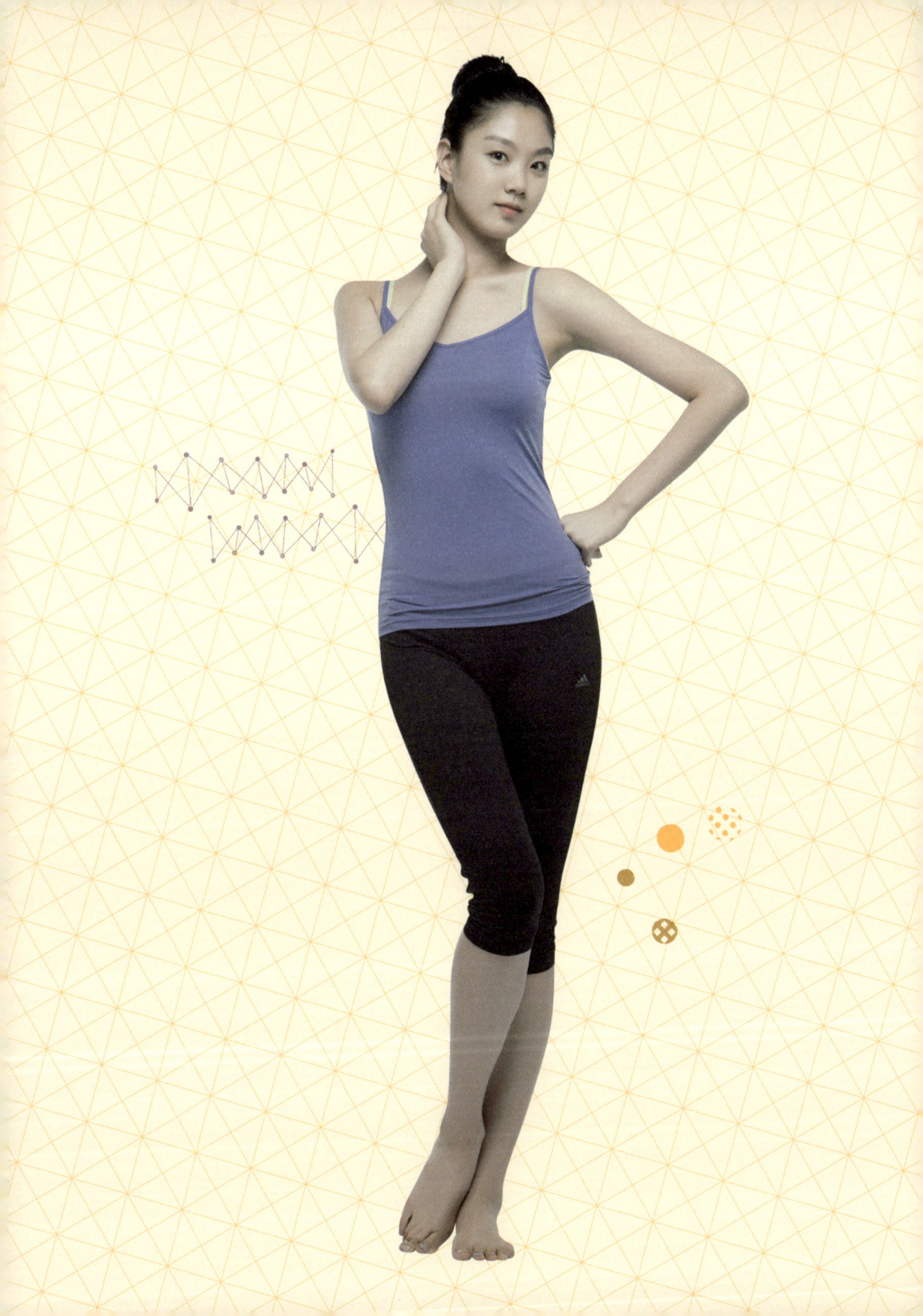

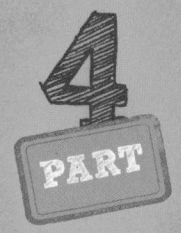

고민 증상별
거북목 교정 운동

평소 구부정한 거북목 자세로 발생하는 불편한 증상별로 운동을 정리해보았다. 필요에 맞게 틈틈이 하다 보면 통증이 완화되고 몸도 개운해지는 탁월한 효과를 느끼게 될 것이다. 더불어 체형 교정에 좋은 롤베개, 명상, 반신욕을 활용해 거북목을 최대한 교정해볼 수 있는 방법도 소개했다.

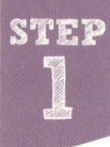

STEP 1 목이 뻣뻣하고 안 돌아갈 때

장시간의 컴퓨터 사용으로 혹사당한 목뼈를 간단하게 풀어보자.

1 목 스트레칭

구부정한 자세로 컴퓨터 업무를 하는 등, 나쁜 자세로 인한 거북목 증상을 교정해 준다.

30회

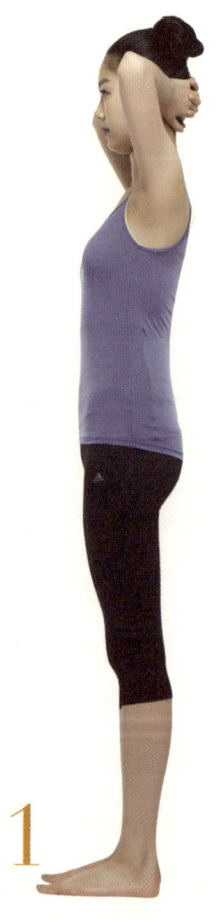

1

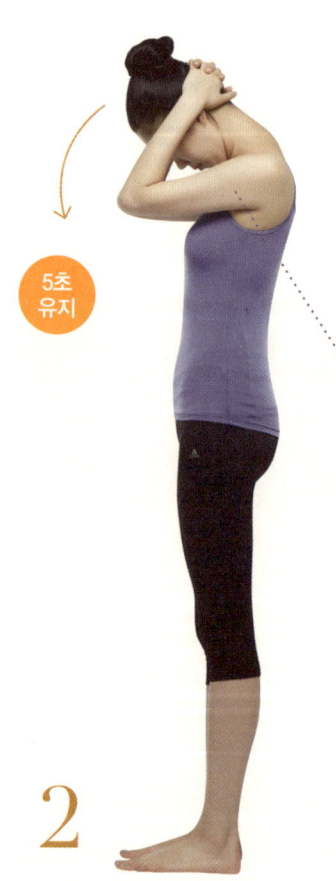

5초 유지

2

1 양발은 어깨너비로 벌리고 바른 자세로 선 다음 양손을 머리 뒤쪽에서 깍지 낀다.

2 양팔을 접으며 머리를 눌러 뒷목을 스트레칭해 준다. 5초 동안 그 상태를 유지했다가 처음의 위치로 돌아간다.

POINT
목과 어깨 옆부분 전체가 판판하게 펴지며 개운해지는 것을 느낀다.

2 목 45도 스트레칭

뻣뻣한 목과 어깨가 개운하게 풀어지며, 목이 길어 보이는 효과가 있다.

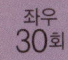
좌우 30회

1. 양발은 어깨너비로 벌리고 바른 자세로 서서 왼팔을 들어 머리 위를 지나 오른쪽 귀 뒷부분에 손바닥을 댄다.
2. 손목과 팔꿈치의 힘으로 45도 방향으로 목을 지그시 눌러 준다. 5초 동안 그 상태를 유지했다가 처음의 위치로 돌아간다. 반대쪽도 같은 방법으로 실시한다.

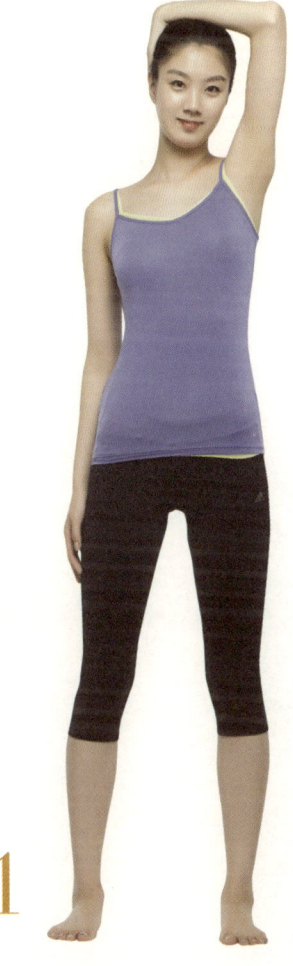

1

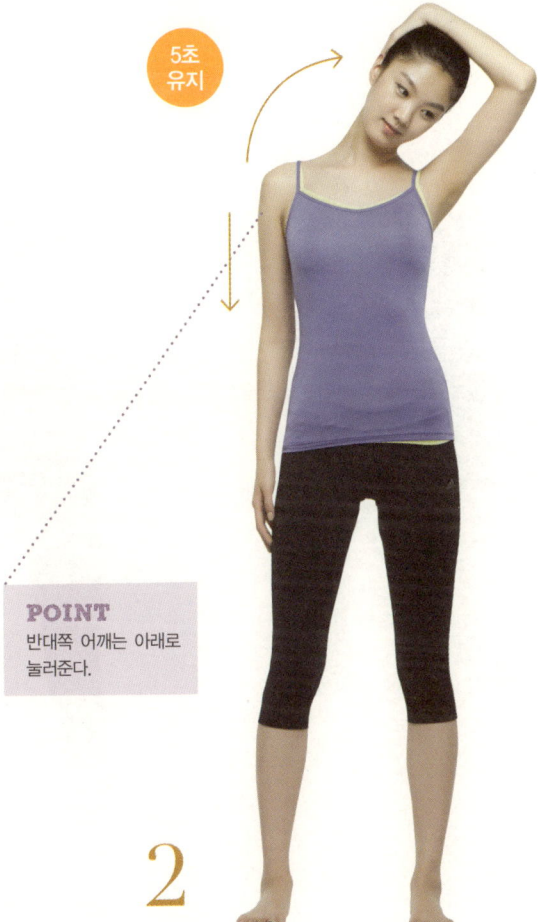

5초 유지

POINT
반대쪽 어깨는 아래로 눌러준다.

2

3 목 옆 스트레칭

목과 어깨 옆부분 전체가 판판하게 펴지며 개운해진다.

좌우 **30회**

1 발은 어깨너비로 벌리고 바른 자세로 서서 오른손을 들어 머리 위를 지나 왼쪽 귀를 손가락으로 감싼다.

2 손가락이 아닌 손목과 팔꿈치의 힘으로 오른쪽으로 지그시 눌러준다. 5초 동안 멈췄다가 처음의 위치로 돌아간다. 반대쪽도 같은 방법으로 실시한다.

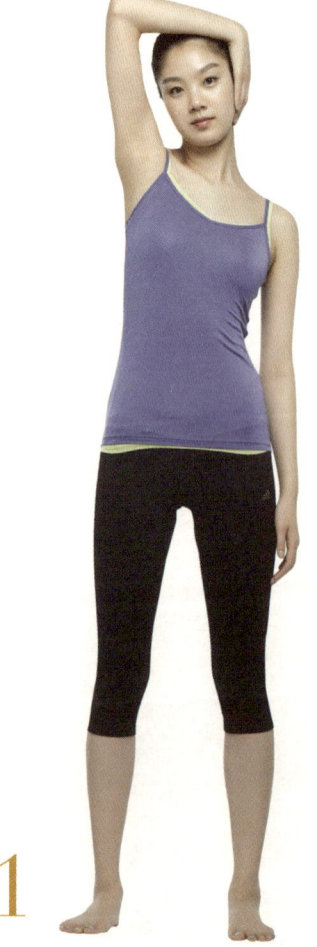

1

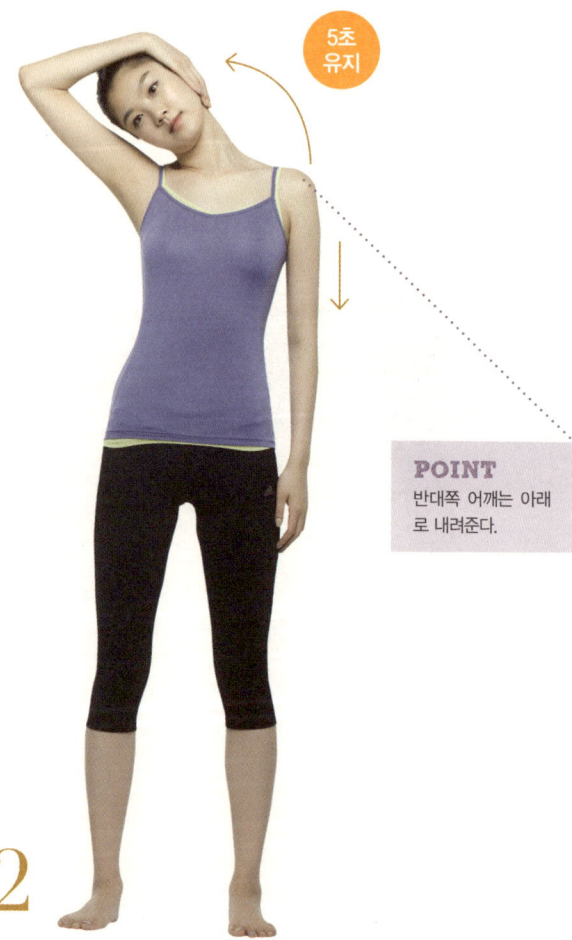

2

5초 유지

POINT
반대쪽 어깨는 아래로 내려준다.

목 뒤로 젖히기　　30회

목 앞 근육을 자극하고, 축 늘어진 목주름을 판판하게 펴 거북목을 교정한다.

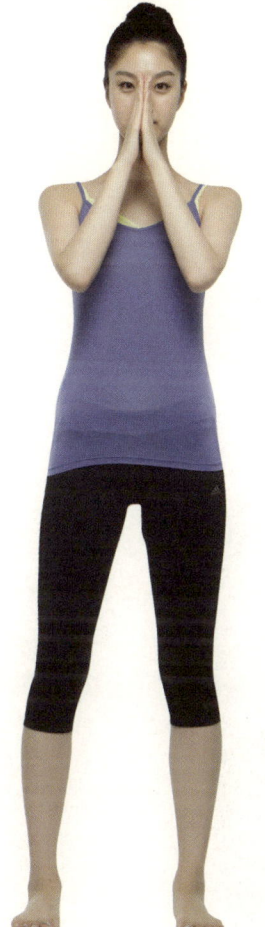

1 양발은 어깨너비로 벌리고 바른 자세로 서서 마주 댄 두 손의 엄지손가락을 턱 밑에 갖다 댄다.

2 엄지손가락으로 턱을 밀어 들어 올리면서 목을 뒤로 젖힌다. 시선은 최대한 뒤를 쳐다본다. 5~10초 동안 멈췄다가 처음의 위치로 돌아간다.

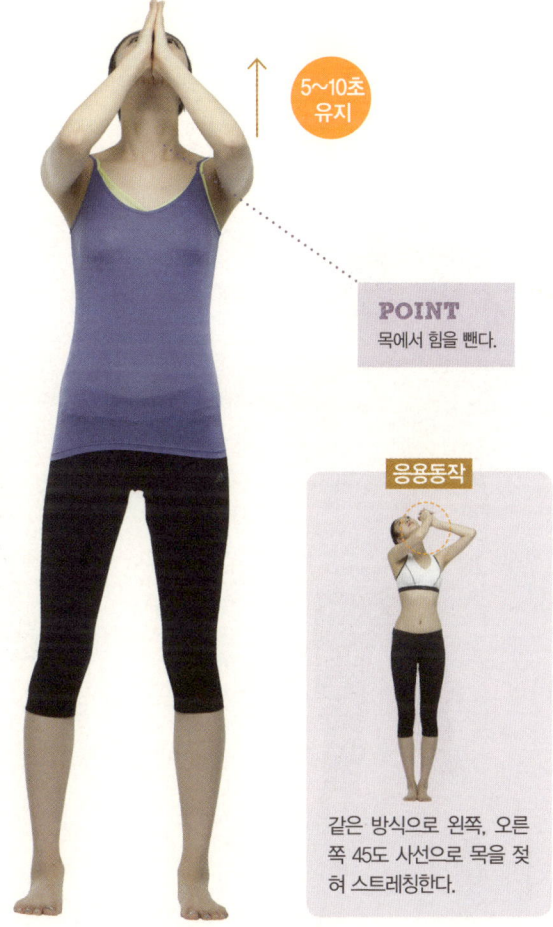

5~10초 유지

POINT 목에서 힘을 뺀다.

응용동작
같은 방식으로 왼쪽, 오른쪽 45도 사선으로 목을 젖혀 스트레칭한다.

STEP 2 등이 뻐근하고 욱신거릴 때

등이 아프다면 잠시 자리에서 일어나 등 근육을 펴주는 운동을 해보자.

1 모서리 짚고 흉근 스트레칭

굽은 등을 교정시켜 주며, 가슴 앞쪽을 개운하게 펴줘 폐활량을 늘려준다.

30회

1. 벽의 모서리 앞에 척추 라인을 바르게 잡아 어깨너비로 발을 벌려 서서는 양 손바닥으로 벽을 짚는다.

2. 가슴과 상체를 지그시 앞으로 붙이려 한다. 이때 목은 최대한 뒤로 젖히고 그 상태에서 5~10초간 버틴다.

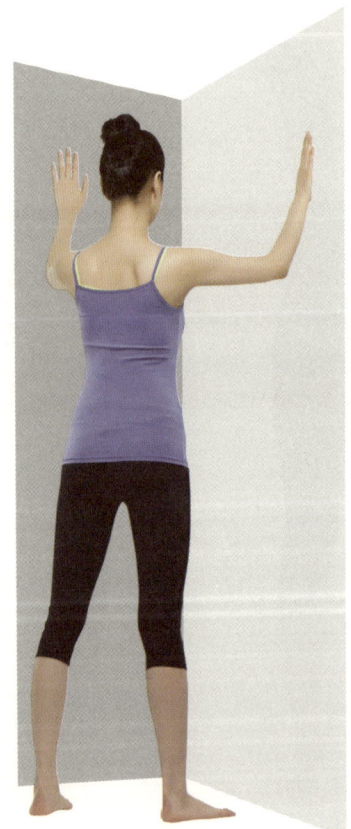

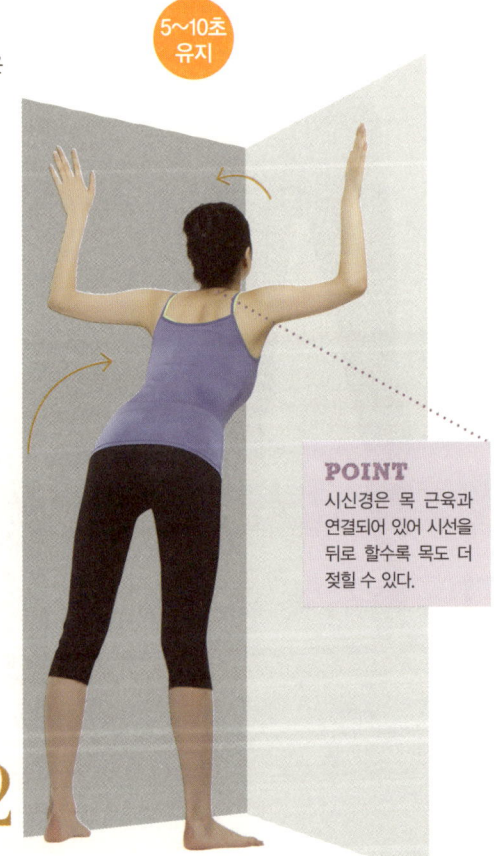

5~10초 유지

POINT
시신경은 목 근육과 연결되어 있어 시선을 뒤로 할수록 목도 더 젖힐 수 있다.

거북목 교정 운동

2 벽 짚고 굽은 등 교정 스트레칭

거북목, 굽은 등을 반듯하게 교정시켜 준다.

30회

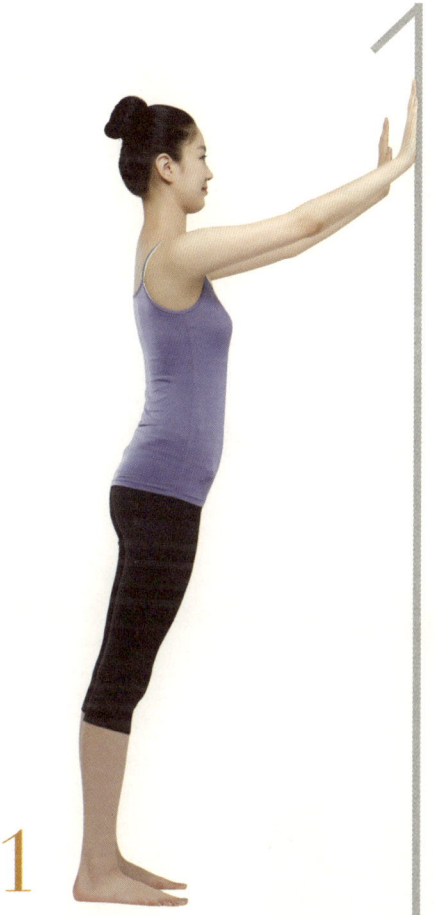

1. 벽 앞에 척추 정렬을 바로잡아 양발을 어깨너비로 벌리고 서서 팔을 펴 벽 위쪽을 짚는다.

2. 등은 바닥과 최대한 평행이 되도록 자세를 잡고 목과 어깨를 뒤로 젖힌다. 그 상태를 5~10초 동안 유지한다.

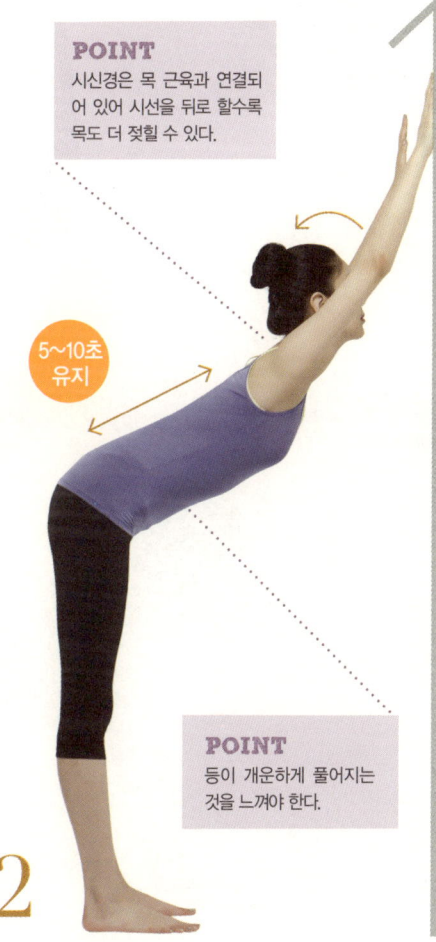

POINT 시신경은 목 근육과 연결되어 있어 시선을 뒤로 할수록 목도 더 젖힐 수 있다.

5~10초 유지

POINT 등이 개운하게 풀어지는 것을 느껴야 한다.

PART 4 고민 증상별 거북목 교정 운동 133

3 고양이 허리 들기

뻣뻣한 등과 허리를 풀어줘 매끈한 등판을 만들어준다.

30회

1 무릎을 꿇고 양손을 바닥에 대고 엎드린다. 시선은 배를 보고 등을 볼록하게 최대한 들어 튀어나오게 한다. 그 상태로 5~10초 동안 가만히 있는다.

2 허리를 아래로 누르고, 시선은 천장을 보며 3~5초간 자세를 유지한다.

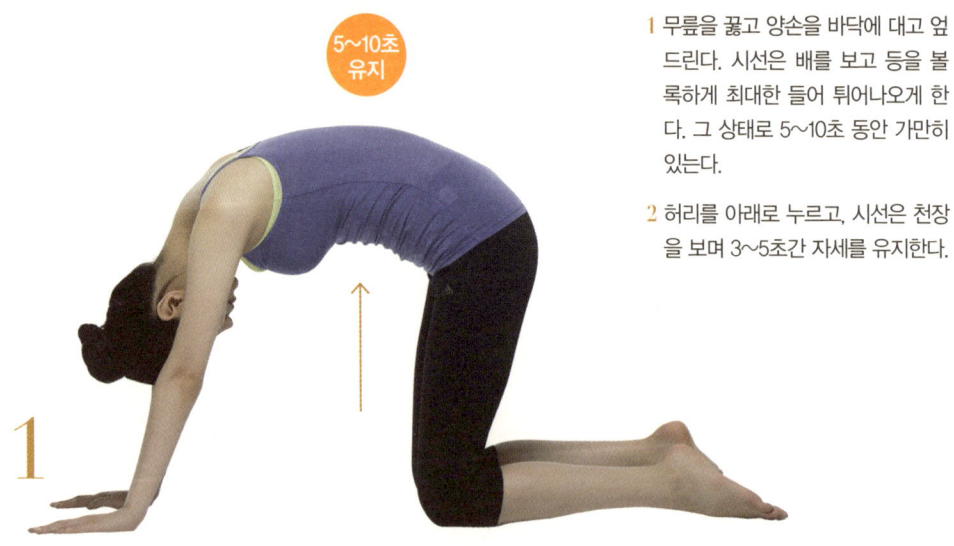

5~10초 유지

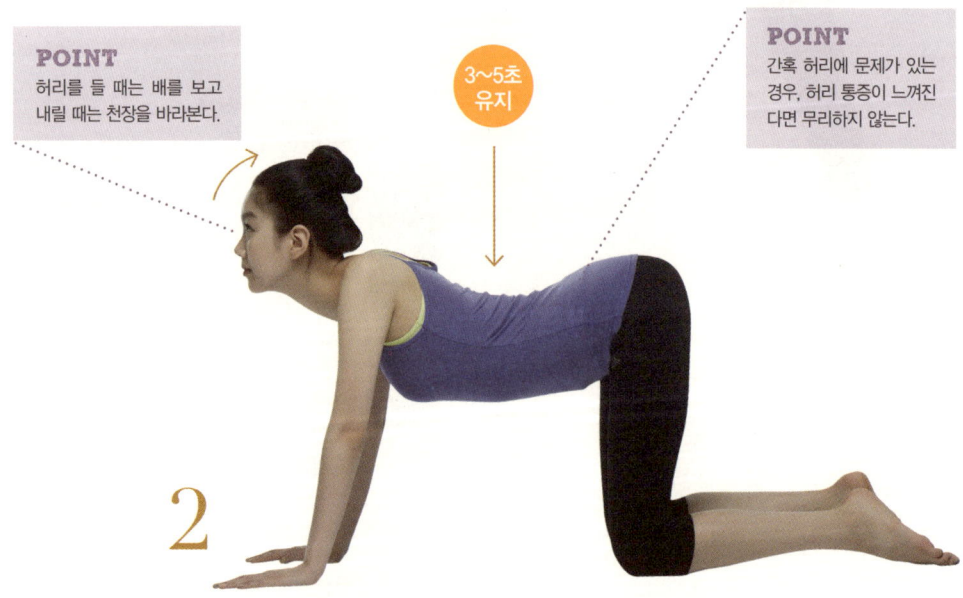

3~5초 유지

POINT 허리를 들 때는 배를 보고 내릴 때는 천장을 바라본다.

POINT 간혹 허리에 문제가 있는 경우, 허리 통증이 느껴진다면 무리하지 않는다.

STEP 3 어깨가 뻐근할 때

어깨가 결리고 뻑뻑할 때마다 해준다.

1 팔꿈치 뒤로 젖혀 누르기

뻣뻣한 어깨, 옆구리와 팔 뒤쪽 근육을 판판하게 펴주면서 개운하게 만들어준다.

좌우 30회

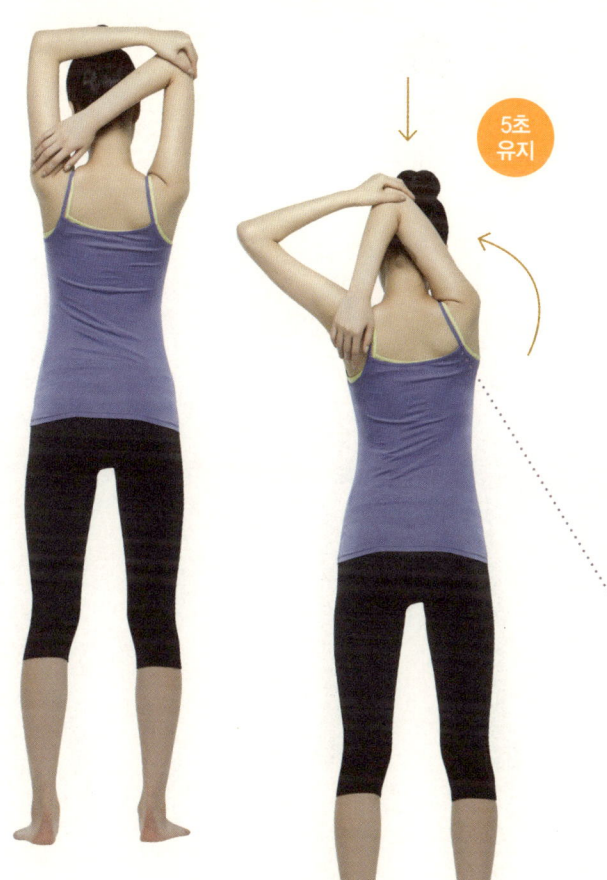

5초 유지

1 양발을 어깨너비로 벌리고 척추 정렬을 바로잡고 선다. 오른팔의 팔꿈치를 구부려 목 뒤에 놓고 왼손으로는 오른팔의 팔꿈치를 잡는다.

2 왼손으로 오른팔의 팔꿈치를 지그시 5초간 눌러준다. 팔을 바꿔서 반복한다.

POINT
팔 뒤쪽 근육과 어깨, 옆구리가 시원해지는 것을 느껴야 한다.

PART 4 고민 증상별 거북목 교정 운동

2 팔 잡아당기며 어깨 빼기

틀어지고 뻣뻣해진 어깨 근육과 등 근육, 척추 근육을 개운하게 풀어준다.

좌우 30회

POINT 팔을 구부리지 않는다.

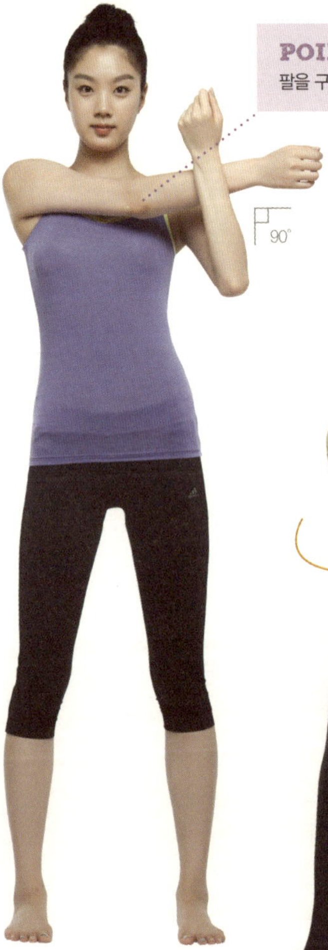

90°

5초 유지

POINT 시선은 몸통을 비튼 쪽과 반대 방향을 바라본다.

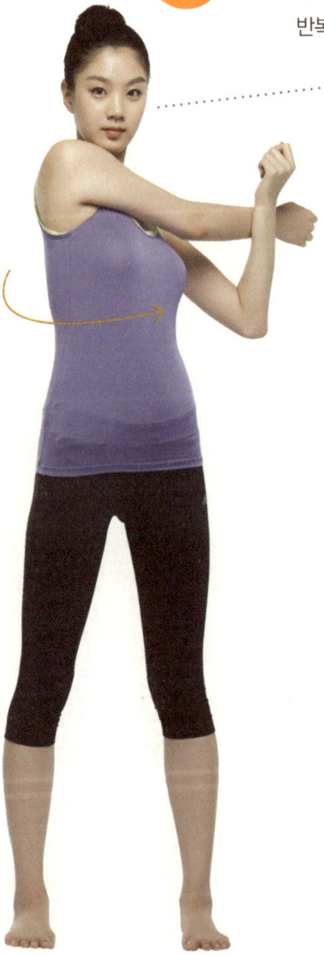

1 척추 정렬을 바르게 하고 서서 오른팔을 들어 팔꿈치를 편 상태로 가슴에 갖다 댄다. 왼팔은 오른팔에 직각이 되도록 해 걸어준다.

2 왼팔을 몸 쪽으로 잡아당기면서 몸통을 왼쪽으로 틀어준다. 5초간 그 자세를 유지한 후 팔을 바꿔서 반복한다.

1

2

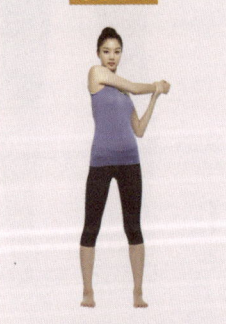

응용동작

손목을 잡고 지그시 잡아당기면서 몸통을 비틀면 운동 효과가 더 좋다.

거북목 교정 운동

3 어깨 돌리기

뻣뻣한 어깨와 견갑골을 풀어주면서 굽은 어깨를 교정시켜 준다.

좌우 30회

POINT
최대한 크게 원을 그리며 돌려주어야 운동 효과가 크다.

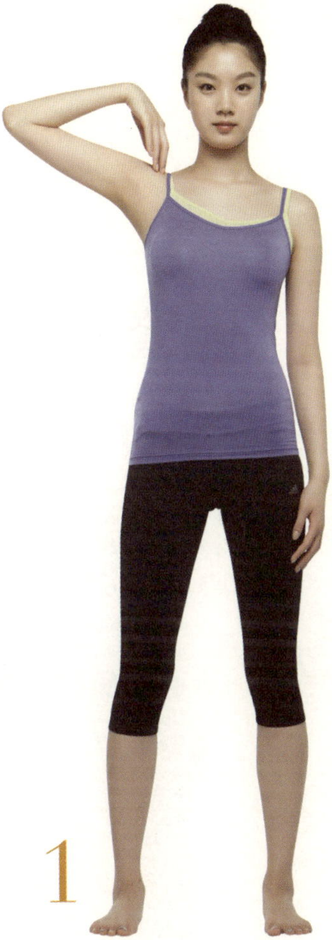

1 양발을 골반 넓이만큼 벌리고 바른 자세로 서서 오른손을 어깨 위로 올린다.

2 그대로 어깨 관절을 시계 방향으로 돌리며 뻣뻣한 어깨를 부드럽게 풀어준다. 다시 시계 반대 방향으로 돌려준다. 팔을 바꿔서 반복한다.

1

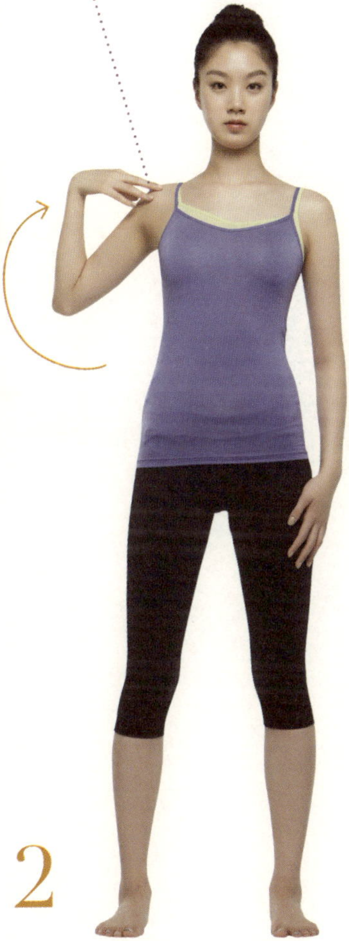

2

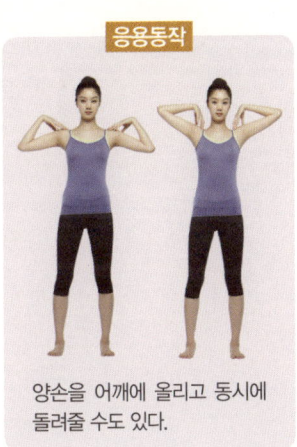

응용동작

양손을 어깨에 올리고 동시에 돌려줄 수도 있다.

PART 4 고민 증상별 거북목 교정 운동

4 벽에서 몸통 돌리기

앞으로 말리고 굽은 어깨를 반듯하게 교정시켜 준다.

좌우 30회

1 벽 옆에서 척추 정렬을 바로잡고 어깨너비로 발을 벌려 선다. 팔과 팔꿈치를 최대한 펴서 벽에 붙인다.

2 몸통과 팔이 직각이 되도록 몸을 틀어준 상태에서 5~10초간 자세를 유지한다. 팔을 바꿔서 반복한다.

POINT 시선은 정면을 바라본다.

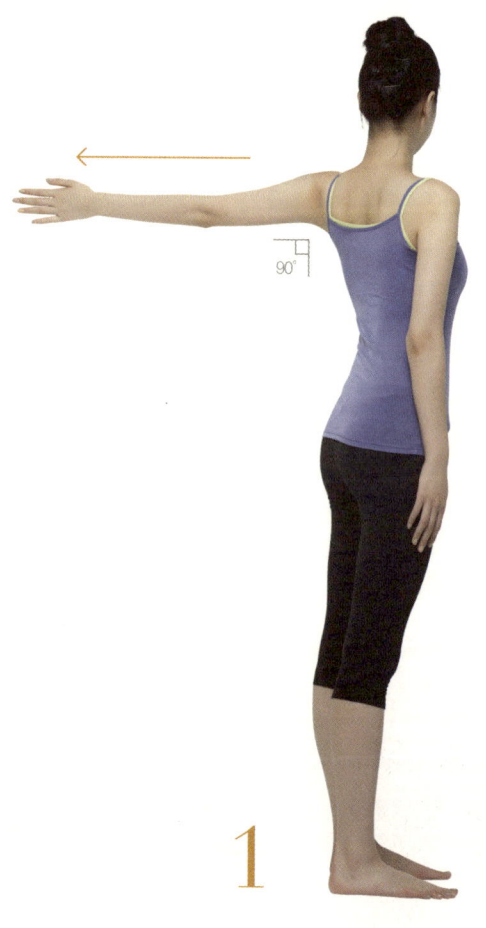

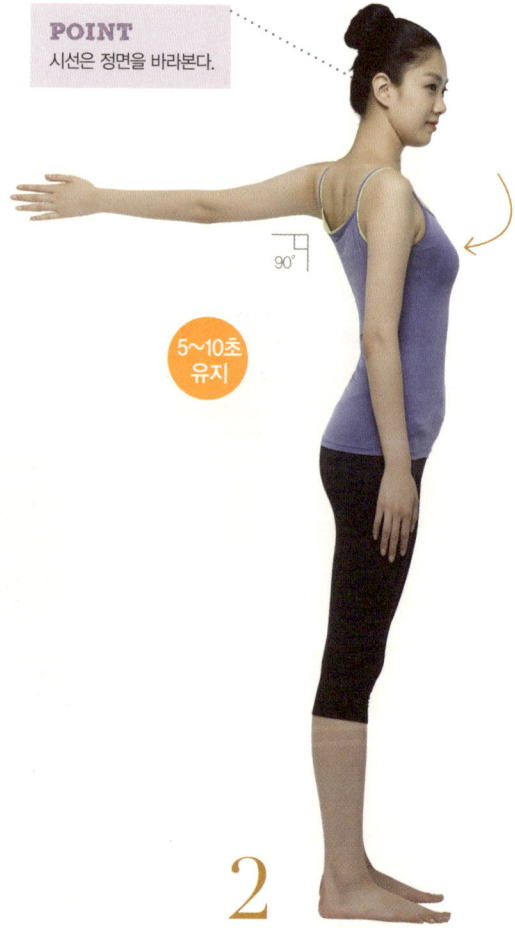

5~10초 유지

거북목 교정 운동

STEP 4 가슴이 답답할 때

소화도 안 되는 것 같고 명치 끝이 답답하다면 자리에서 일어나 한껏 가슴을 펴주자.

1 밴드 스트레칭

굽은 등과 움츠러든 가슴을 활짝 펴준다. 동시에 폐활량을 늘려준다.

30회

1 양발을 어깨너비로 벌리고 바르게 서서 양손으로 밴드를 잡고 최대한 늘린다. 그 상태에서 코로 숨을 크게 들이마셔서 흉곽을 개방시키면서 양손을 위로 똑바로 들어 올린다.

2 가슴을 내밀면서 천천히 양팔을 머리 뒤로 내려준다. 가슴이 최대한 벌어질 때까지 내려 최대범위에서 정지하고 5~10초간 유지한다. 숨을 내쉬면서 팔을 원위치한다.

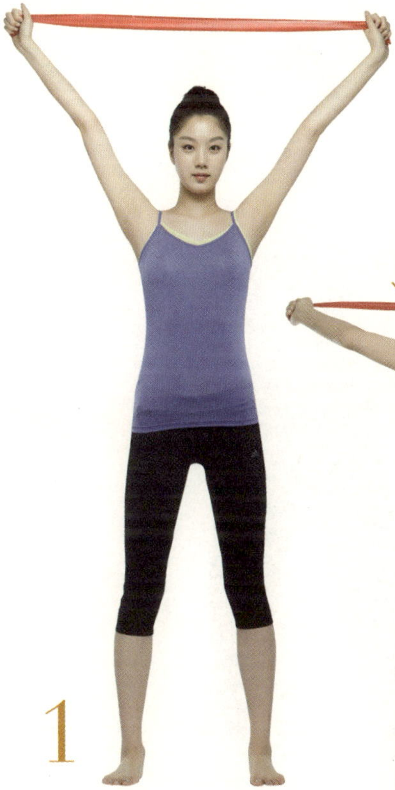

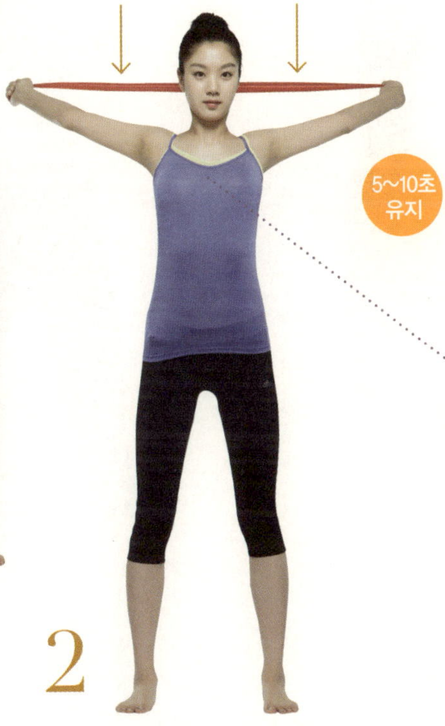

5~10초 유지

POINT
가슴 앞쪽이 펴지면서 개운해지는 느낌이 들어야 한다.

PART 4 고민 증상별 거북목 교정 운동

2　ㄱ자 팔 뒤로 젖히기　30회

굽은 자세에서 가슴 앞쪽과 등 뒤쪽을 집중적으로 개운하게 펴준다.

1 양발을 어깨너비로 벌리고 바르게 서서 팔을 벌려 어깨높이로 들어 올린 다음 팔꿈치를 90도로 접어 올린다.

2 양팔을 최대한 뒤로 젖힌 상태에서 10초간 버틴다.

POINT
가슴과 등이 판판하게 펴지는 느낌을 느껴야 한다.

POINT
목이 앞으로 빠져서는 안 된다. 팔만 젖혀준다.

10초 유지

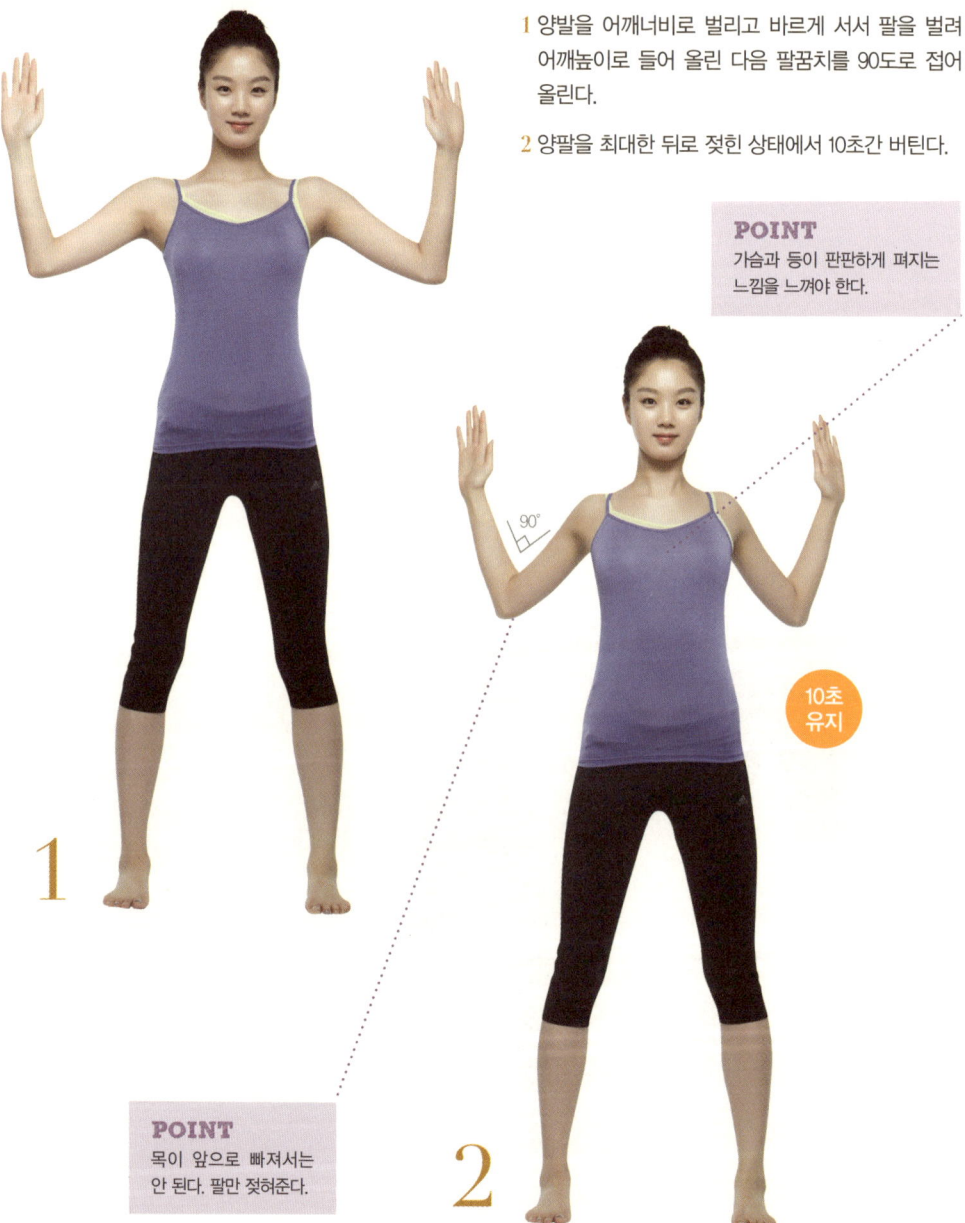

3 앞뒤로 무릎 벌려 만세

앞으로 튀어나온 거북목과 뒤로 튀어나온 굽은 등을 최대한 교정시켜 준다.

좌우 30회

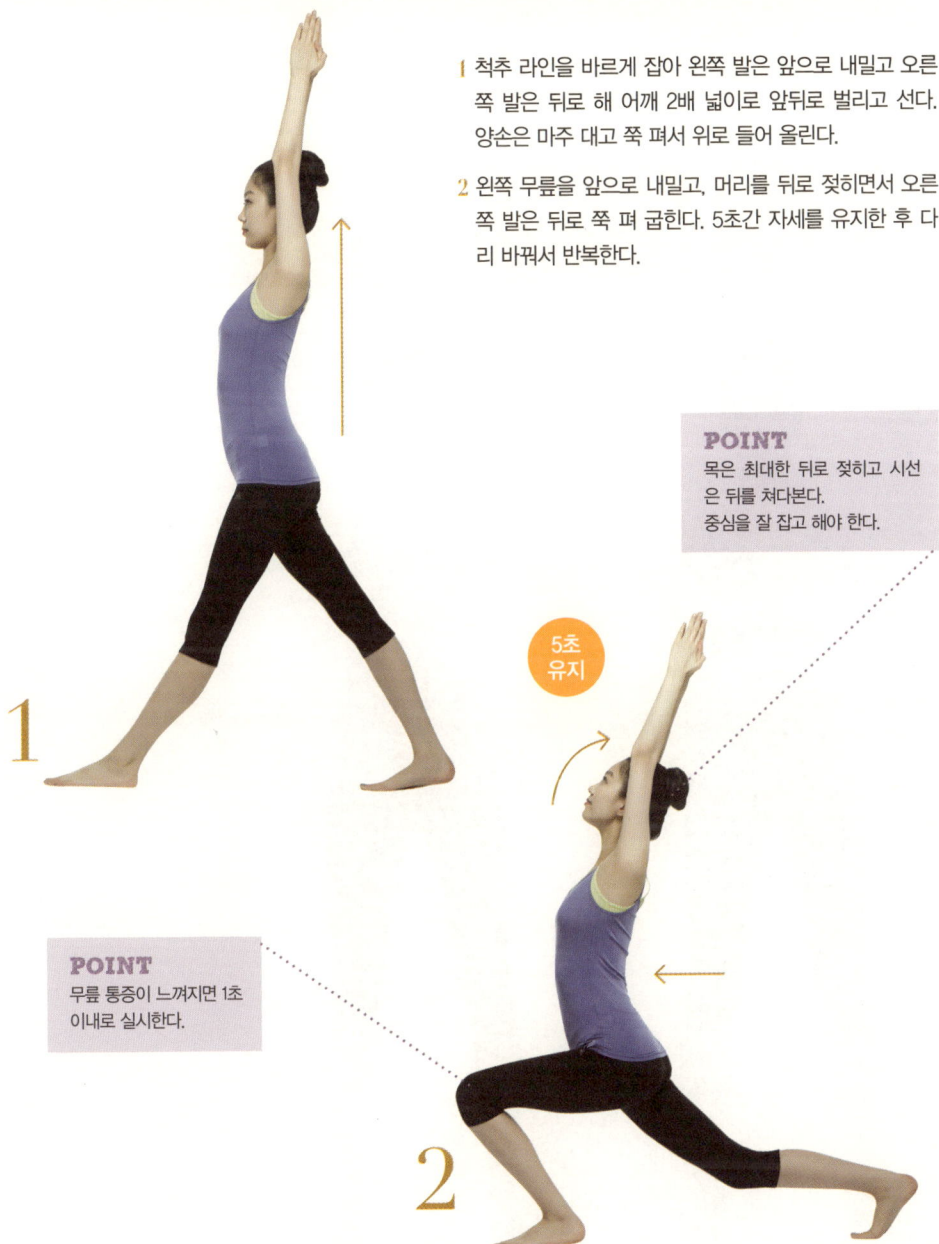

1. 척추 라인을 바르게 잡아 왼쪽 발은 앞으로 내밀고 오른쪽 발은 뒤로 해 어깨 2배 넓이로 앞뒤로 벌리고 선다. 양손은 마주 대고 쭉 펴서 위로 들어 올린다.

2. 왼쪽 무릎을 앞으로 내밀고, 머리를 뒤로 젖히면서 오른쪽 발은 뒤로 쭉 펴 굽힌다. 5초간 자세를 유지한 후 다리 바꿔서 반복한다.

POINT
목은 최대한 뒤로 젖히고 시선은 뒤를 쳐다본다.
중심을 잘 잡고 해야 한다.

5초 유지

POINT
무릎 통증이 느껴지면 1초 이내로 실시한다.

PART 4 고민 증상별 거북목 교정 운동　　　141

손이 저릴 때

스마트폰, 태블릿 PC, 노트북을 자주 사용하다 보면 손목이 찌릿찌릿 저리는 증상이 생긴다. 손목 주변의 인대와 근육, 신경에 무리가 가서인데 이를 '손목터널증후군'이라 한다.

1 합장하여 손목 아래로 젖히기

컴퓨터 마우스 작업으로 뻣뻣해진 손목의 근육과 신경을 개운하게 풀어준다.

30회

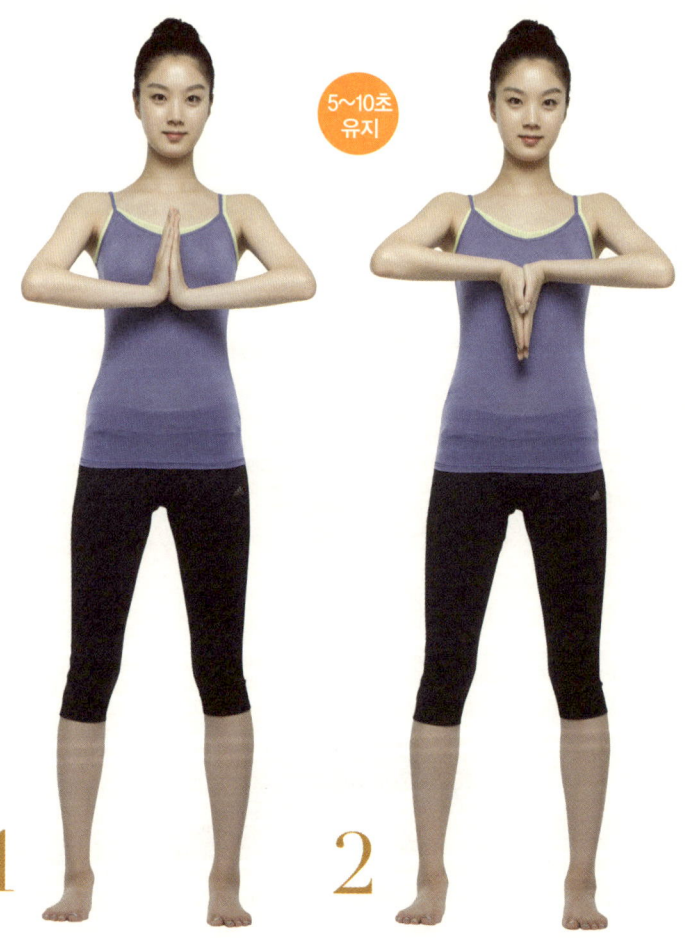

5~10초 유지

1 합장하듯 양 손바닥을 마주 댄다.

2 그 상태에서 손목을 틀어 손끝이 아래로 향하도록 한다. 손목이 시원하게 스트레칭되도록 5~10초 동안 손바닥을 꾹 눌러준다.

2 손목 젖히기

장시간 컴퓨터, 스마트폰 사용으로 휘어진 팔과 수축된 팔 근육을 판판하게 펴준다.

좌우 30회

• 왼쪽 팔을 쭉 펴서 손등이 몸 쪽으로 향하도록 손바닥을 세운다. 오른손을 왼손의 손가락 끝에 댄다. 오른손에 힘을 주어 왼손의 손가락을 최대한 뒤로 젖혀준 상태에서 5~10초간 유지해준다. 손을 바꿔서 똑같이 반복한다.

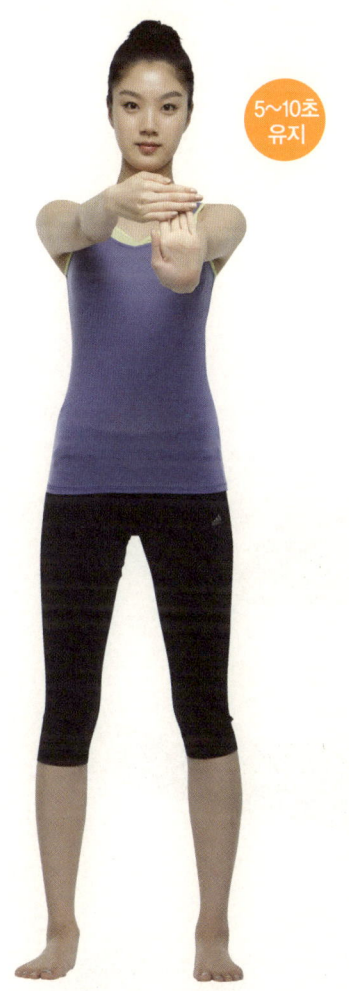

5~10초 유지

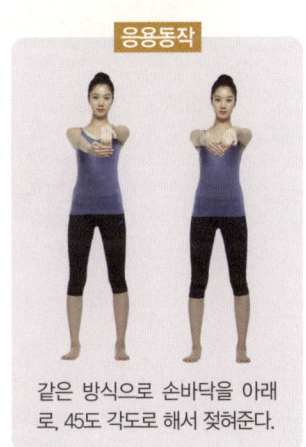

응용동작

같은 방식으로 손바닥을 아래로, 45도 각도로 해서 젖혀준다.

STEP 6 · 전신 피로 해소에 좋은 운동

피로가 쌓이면 온몸이 무겁다. 피로를 싹 날려주어 온몸이 개운해지는 운동을 해보자.

1 등 굴리기

허리, 등, 어깨 등에 뭉쳐 있는 근육을 풀어주어 전신 피로를 해소시켜준다.

30회

1 척추 라인을 반듯하게 하고 다리를 곧게 펴고 눕는다. 양다리를 모아 위로 들어 올린다.

2 힘차게 발을 뻗어 최대한 등을 들어 올려 발을 머리 위쪽으로 보낸다. 3초 동안 ㄱ자로 멈췄다가 원위치한다.

POINT
중심을 잘 잡고 해야 한다. 목, 허리에 통증이 느껴지면 무리해서 하지 않는다.

3초 유지

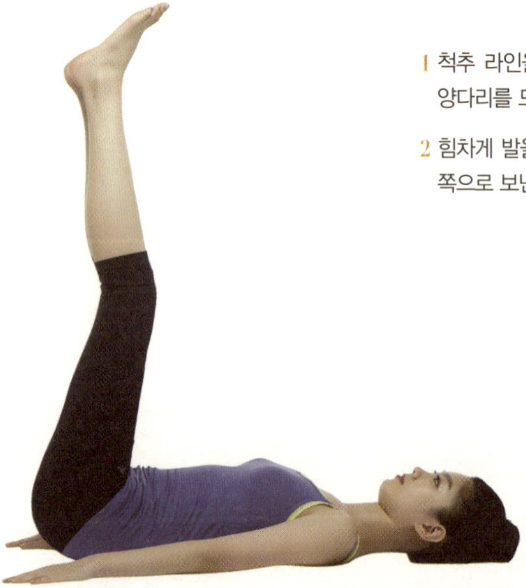

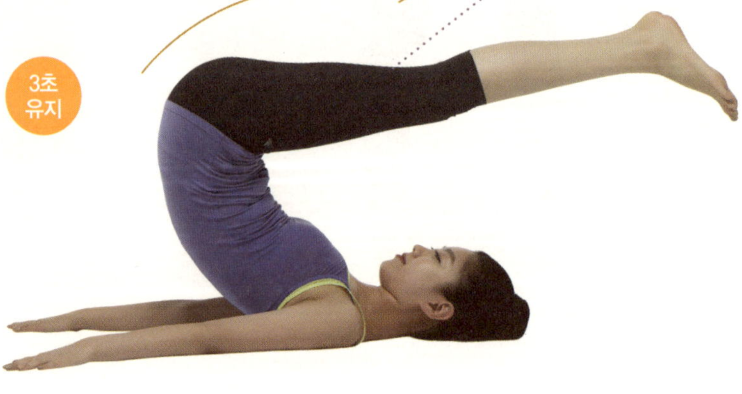

2 척추 비틀기

장시간 컴퓨터 사용으로 비틀어진 척추와 구부정한 자세를 바르게 교정시켜 준다.

좌우 **30회**

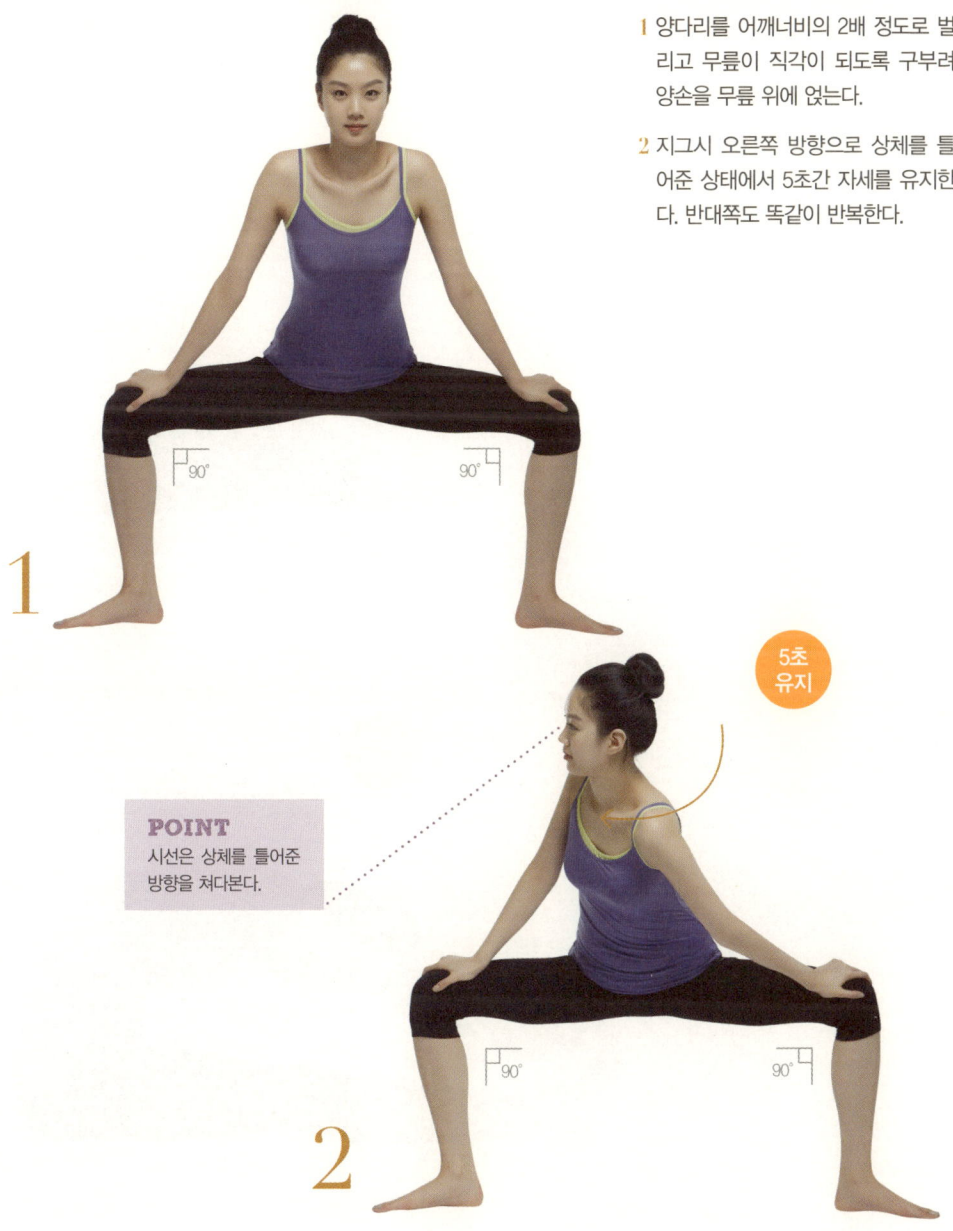

1. 양다리를 어깨너비의 2배 정도로 벌리고 무릎이 직각이 되도록 구부려 양손을 무릎 위에 얹는다.

2. 지그시 오른쪽 방향으로 상체를 틀어준 상태에서 5초간 자세를 유지한다. 반대쪽도 똑같이 반복한다.

POINT
시선은 상체를 틀어준 방향을 쳐다본다.

5초 유지

3 다리 펴서 상체 숙이기

허벅지와 종아리의 부기가 가라앉고, 뻣뻣한 허리가 펴진다.

30회

1 다리를 반듯하게 쭉 뻗고 앉는다. 양쪽 발목과 무릎은 가볍게 붙인다. 발끝은 발레리나처럼 앞으로 쭉 편다.

2 천천히 상체를 숙여 양손으로 발끝을 잡는다. 5초 정도 유지한 후 원위치한다.

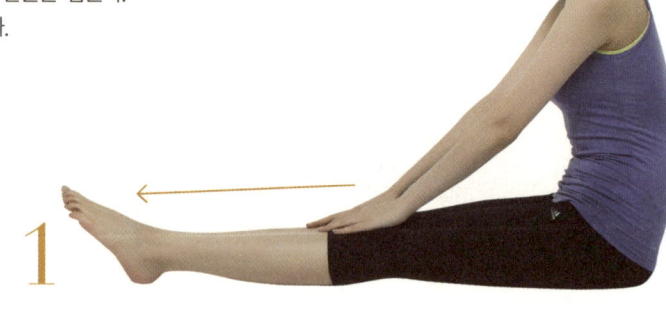

POINT
유연성이 부족한 경우에는 무릎을 잡고 숙여도 된다.

POINT
발끝을 몸 쪽으로 젖히면 종아리와 허벅지 근육이 펴진다.

5초 유지

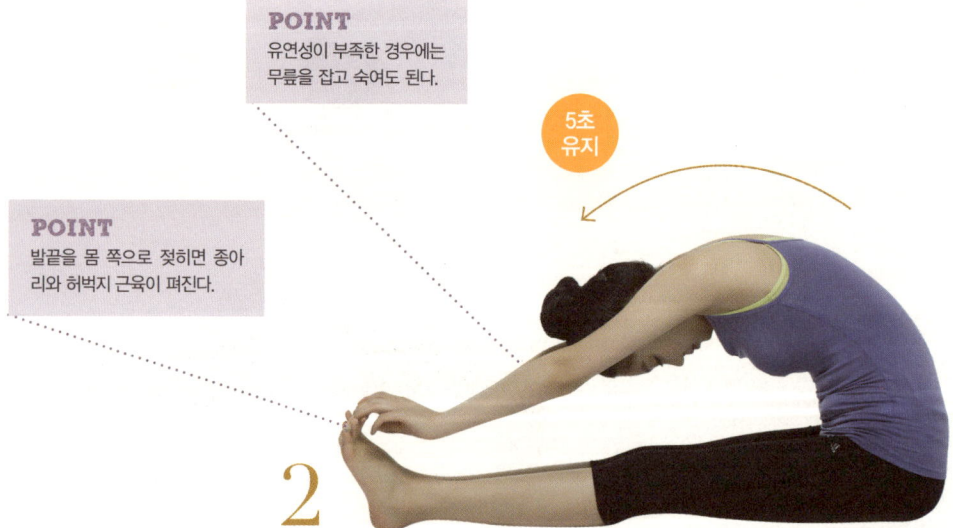

거북목 교정 운동

발목 돌리기

발목 관절의 경직을 풀어주고 노폐물을 제거해준다.

좌우 **30회**

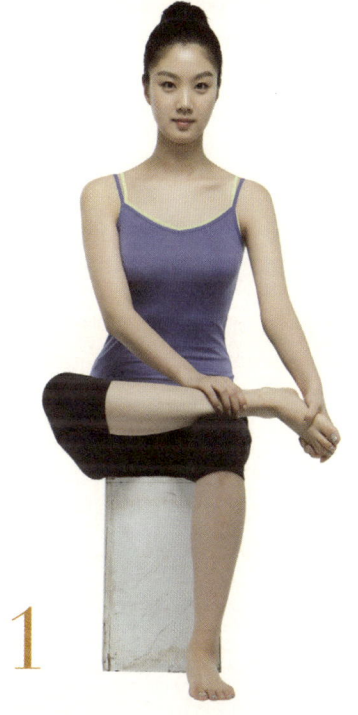

1 척추 라인을 반듯하게 하고 앉아 한쪽 발을 반대편 무릎에 올리고 발목을 지그시 감싸 잡아준다.

2 최대한 원을 크게 그린다는 생각으로 발목을 10회 돌려준다. 반대 방향으로도 똑같이 한다. 발을 바꿔서도 해준다.

POINT
균형을 잡고 몸이 기울어지지 않게 바른 자세로 발목 돌리기를 한다.

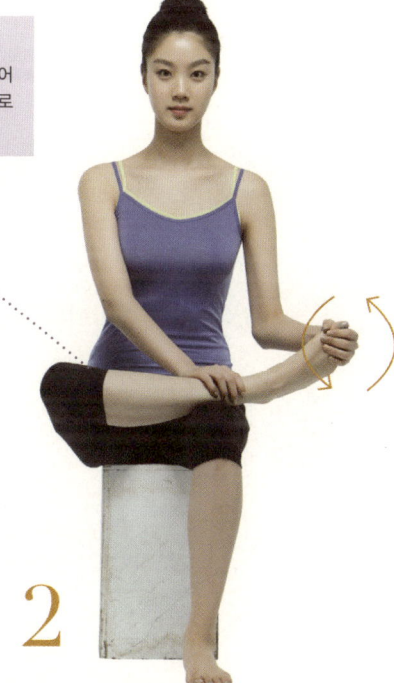

응용동작

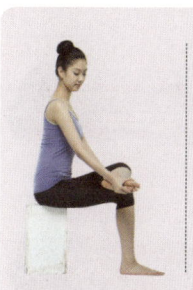

발바닥을 한 손으로 잡고 마치 구기듯 마사지해준다.

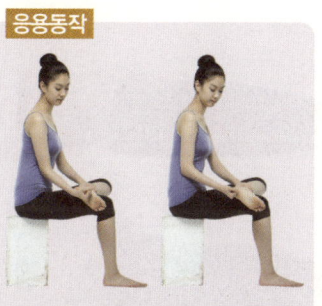

아치부터 뒤꿈치까지 나눠서 각각 5회씩 두드린다.

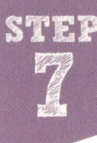

STEP 7 롤베개로 거북목 교정하기

필자는 해외에서는 일반적이지만 우리나라에서는 아직 생소한 롤베개를 거북목 교정에 반드시 처방한다. 롤베개는 저렴하고 손쉽게 그리고 가장 확실하게 거북목을 정상적인 목 구조인 C커브로 교정시켜주기 때문이다. 동시에 수면 중에도 가장 이상적인 척추와 골반의 균형 상태를 보장한다.

기존의 대다수 베개는 뒤통수와 목 전체의 충격을 흡수해주는 쿠션 역할을 하는 것이 주목적이어서 베개 속에 푹신푹신하고 부드러운 촉감의 거위 털, 솜털, 밀, 겨를 넣거나 최근에는 라텍스 베개처럼 베개의 재질을 우선하여 홍보하는 실정이다.

문제는 성인과 학생, 남자와 여자의 목 길이와 좌우 어깨의 너비는 물론이거니와 개인별로 일자

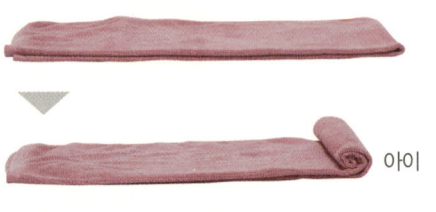

롤베개 만들기

수건(샤워 타월 추천)을 바르게 편 다음 한쪽 끝을 잡고 롤 모양으로 만다. 롤의 크기는 내 목 뒤를 탄탄하게 지지해줄 정도로, 뒤통수가 살짝 바닥에 닿아야 한다. 아이, 여성, 남성에 따라 롤의 높이를 다르게 한다. 가장 높은 쪽이 남성에게 맞다. 베고 누워 편안한지 여러 번 확인해 자신에게 맞는 높이를 결정한다.

아이 / 여성 / 남성

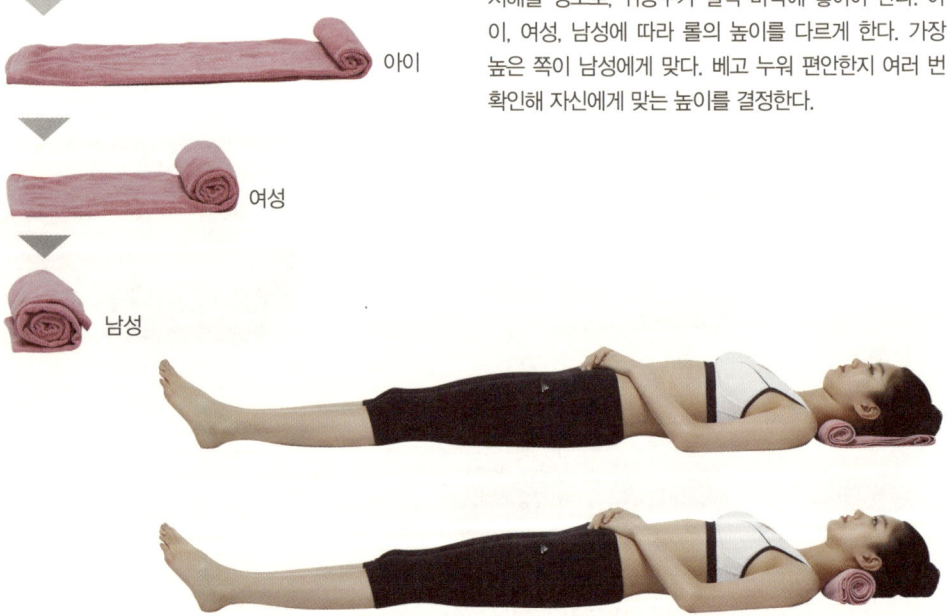

거북목 교정 운동

목, 거북목으로 변형된 목 구조의 차이점은 전혀 고려하지 않은 천편일률적인 모양이라는 점이다. 즉 동일한 틀에 각기 저마다 다른 목을 강제로 맞춰 잠을 자고 있는 실정이다. 그러다 보니 오히려 아침에 목을 돌리기 힘들거나 더욱 아파지는 경우가 많고, 심지어 편한 숙면을 보장해야 할 베개로 인해 거꾸로 이리저리 뒤척이면서 불면증에 시달리게 된다.

특히 일반적인 베개의 구조는 옆으로 너무 손쉽게 누울 수 있고 엎드려 있어도 불편하지 않기 때문에, 대다수 사람들은 옆으로 또는 엎드려 8시간가량 불량한 수면 자세를 취하다 보니, 결국 척추와 골반이 비틀어진다. 롤베개는 가장 확실한 거북목, 일자목 교정 베개인 동시에, 두개골과 경추를 이완시켜 목과 어깨 근육통을 해결해 준다. 또한 척추와 골반이 틀어지지 않도록 해준다.

간단하게 집에 있는 일반 수건으로 만들어 사용할 수 있기에 굳이 비싼 베개를 사지 않더라도 나와 내 소중한 가족의 목 건강을 충분히 지켜줄 수 있으니 일석이조다.

얼음 수건으로 찜질하기

하루 일과를 마치고 집에 돌아와 녹초가 된 저녁 시간, 얼음 팩을 수건으로 싸 어깨에 올려주면 거북목 교정 얼음 찜질 도구로 사용할 수 있다. 목 전체의 긴장된 근육을 이완시켜 개운해지는 느낌을 주고 혈액 순환에 탁월한 효과를 발휘한다.

1. 냉동실에 얼려놓은 얼음팩을 수건 위에 얹는다.
2. 수건과 얼음팩을 동시에 롤 모양으로 김밥 말듯이 만다.
3. 자신의 목 길이에 맞고 뒤통수가 바닥에 살짝 닿는 높이로 롤의 모양을 만든다.
4. 10~15분 동안 얼음 롤베개를 베고 누워 있는다. 처음 1~2분은 차가울 수 있지만 시간이 흐르면 괜찮다.
5. 약 15분가량 알람을 맞춰놓고 어깨 위에 얼음 수건을 올려놓은 채 명상을 한다. 15분 후 일어나서 목과 어깨 스트레칭을 한다.

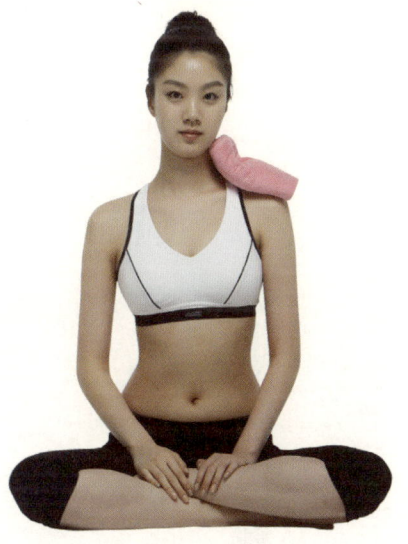

1 수건 목 스트레칭

거북목을 교정시켜 주며, 목 뒤 근육의 긴장을 풀어준다.

30회

- 바르게 서서 수건의 양끝을 양손으로 잡아 목에 걸고는 수건을 당기며 목을 뒤로 젖힌다. 5~10초간 유지한다.

POINT 손에 힘을 주어 수건을 단단히 잡는다.

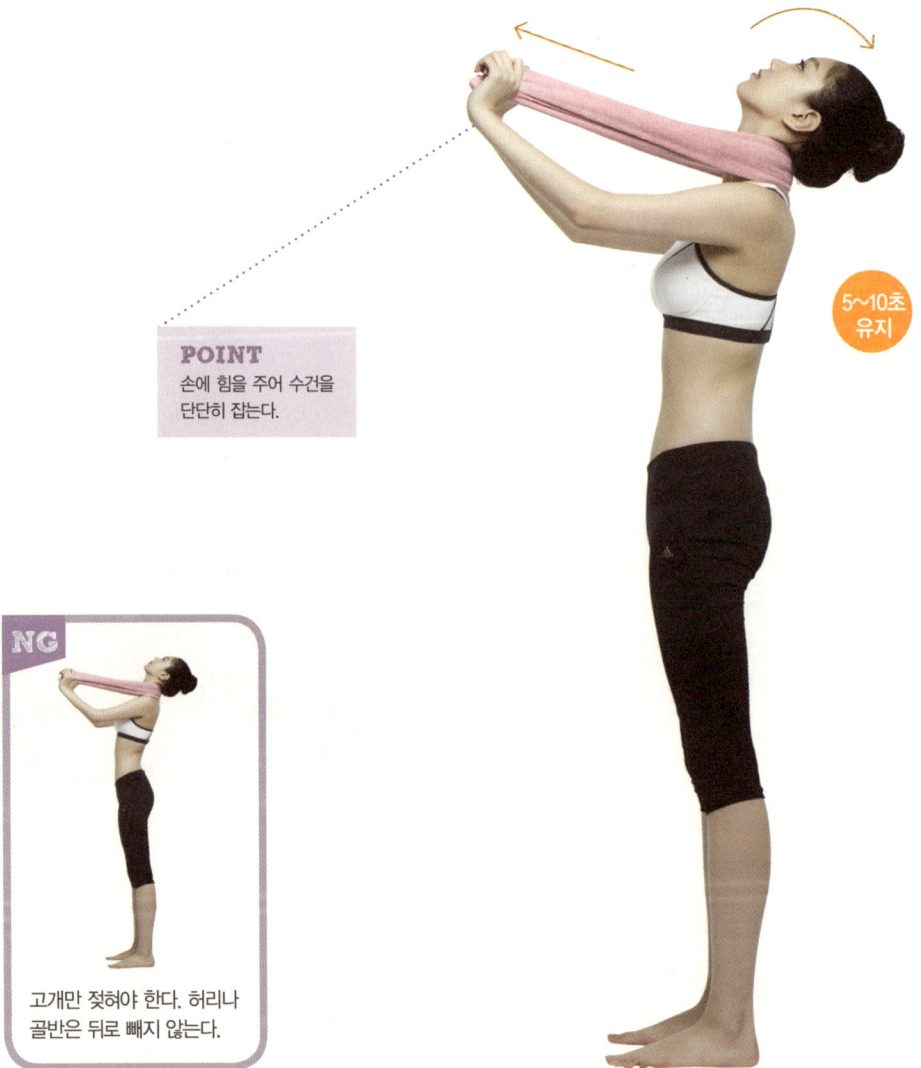

5~10초 유지

NG 고개만 젖혀야 한다. 허리나 골반은 뒤로 빼지 않는다.

거북목 교정 운동

2 수건 어깨 스트레칭

목과 어깨의 긴장을 풀어주고 개운하게 만들어준다.

좌우 **30**회

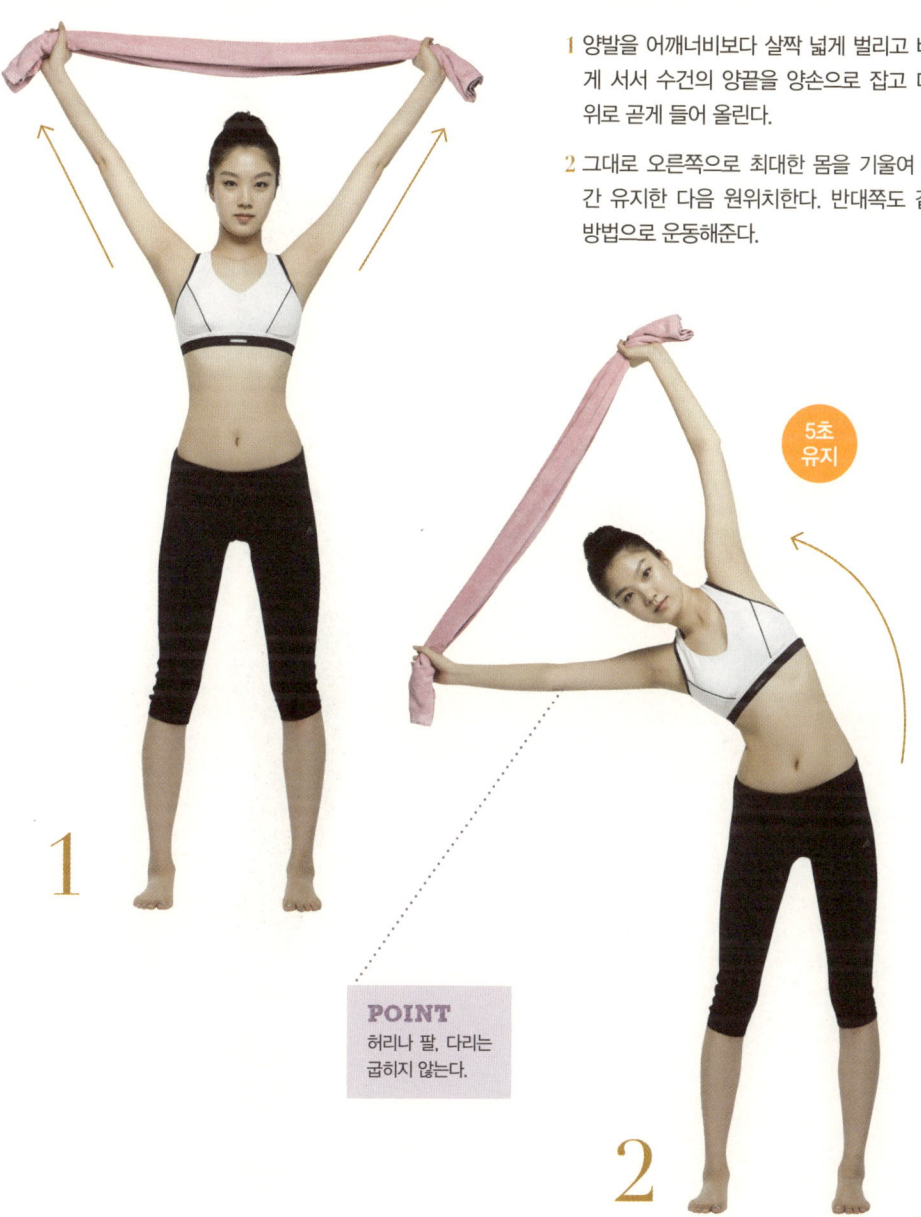

1 양발을 어깨너비보다 살짝 넓게 벌리고 바르게 서서 수건의 양끝을 양손으로 잡고 머리 위로 곧게 들어 올린다.

2 그대로 오른쪽으로 최대한 몸을 기울여 5초간 유지한 다음 원위치한다. 반대쪽도 같은 방법으로 운동해준다.

5초
유지

POINT
허리나 팔, 다리는
굽히지 않는다.

3 거북목 롤베개 스탠딩

목을 자연스러운 C자 모양으로 만들어준다.

5~10분

- 척추 정렬을 바르게 한 다음 벽에 붙어 서서는 목 뒤에 롤베개를 끼워 넣고 5~10분간 목을 펴준다.

POINT
엉덩이와 다리, 어깨가 벽에 닿도록 한다.

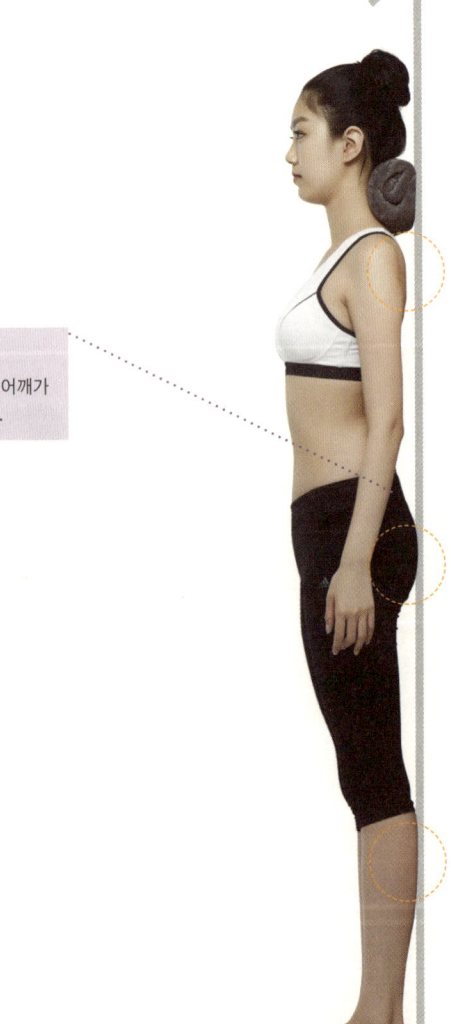

5~10분 유지

응용동작

발아래 책을 놓고 앞발을 올려놓으면 척추까지 쭉 펴진다.

거북목 교정 운동

4 목 뒤로 젖히기

목 앞 근육을 자극하고, 축 늘어진 목주름을 판판하게 펴 거북목을 교정한다.

30회

1 척추 라인이 중심이 잡히도록 반듯하게 앉아 마주 댄 두 손의 엄지손가락을 턱에 갖다 댄다.

2 엄지손가락으로 턱을 밀어 들어 올리면서 목을 최대한 뒤로 젖힌다. 시선은 최대한 뒤를 쳐다본다. 5초 동안 멈췄다가 처음의 위치로 돌아간다.

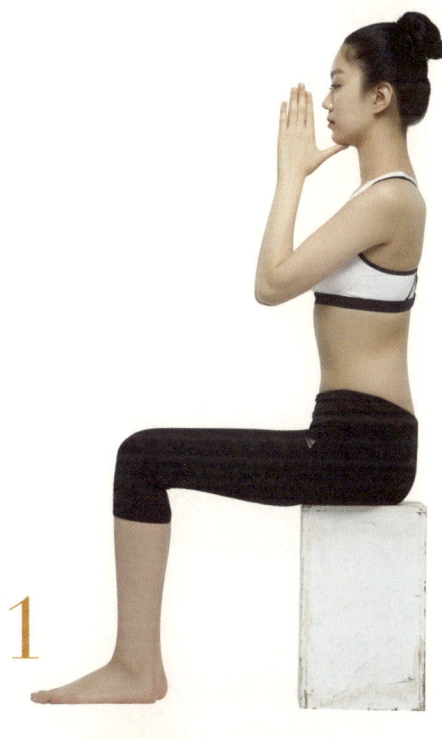

POINT 시신경은 목 근육과 연결되어 있어 시선을 뒤로 할수록 목도 더 젖힐 수 있다.

5초 유지

POINT 목에서 힘을 뺀다.

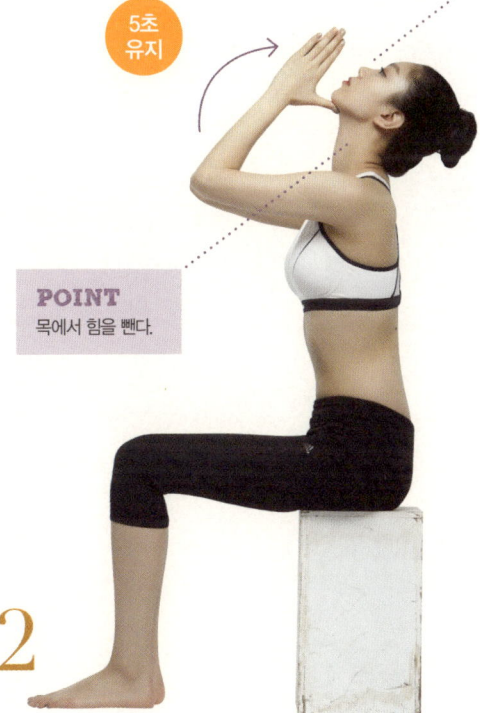

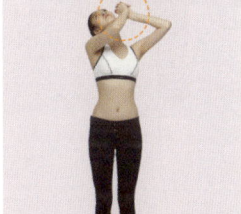

응용동작

같은 방식으로 왼쪽, 오른쪽 45도 사선으로 목을 젖혀준다.

PART 4 고민 증상별 거북목 운동 ::: 153

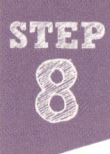

명상으로 거북목 교정하기

명상은 스마트폰과 컴퓨터로 망가진 거북목 증상과 평소 스트레스로 돌처럼 굳어버린 목, 어깨 근육 이완에 탁월한 효과가 있다. 주지의 사실이지만 스마트폰과 컴퓨터, 인터넷으로 무한 연결된 현대 사회는 우리 인간이 미처 쫓아가기도 힘들 만큼의 스피드와 과도한 경쟁으로 우리의 심

과학적으로 증명된 명상의 효과

- 혈액 내 NK세포(면역세포)의 활성도를 높여 면역력이 좋아진다.
- 노화로 인한 기억력 감퇴, 치매 등의 인지저하를 막아주며 집중력, 창의력 등이 높아진다.
- 몸을 이완시켜 주는 알파파를 크게 증가시키며, 스트레스 호르몬인 코티졸의 분비가 낮아지게 하고 몸과 마음을 안정적이며 긍정적으로 만들어준다.
- 마음속의 분노와 불안감을 줄여준다.
- 혈액순환을 안정시켜 고혈압, 심혈관 관련 질환을 예방해준다.
- 목과 어깨 근육을 이완시켜 거북목 교정 효과가 있고 불면증, 두통, 우울증을 예방해 준다.
- 타인의 감정을 이해하고 공감하는 능력을 발달시켜 대인관계가 좋아진다.
- 삶의 목표를 세우고 실행하는 능력을 높여준다.

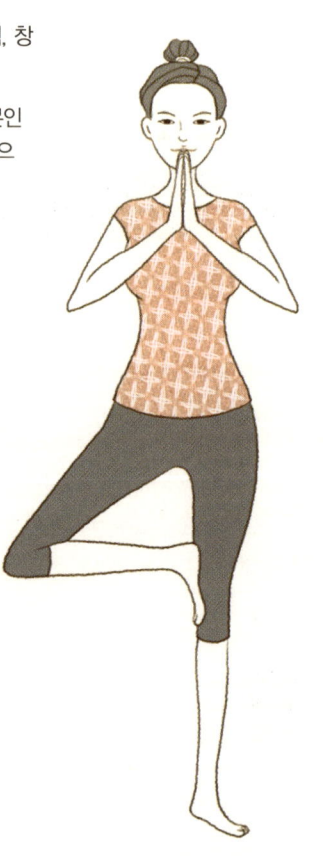

신을 망가뜨리고 각종 정신질환과 만성피로에 찌들게 만들었다. 당연히 현대인들의 목과 어깨는 돌처럼 경직되고, 혈압이 올라가게 되었다.

심한 경우 거북목 증상과 동시에 고혈압, 만성 스트레스성 두통, 50대 이후에는 중풍에까지 시달리는 경우가 많다. 그중 경추(목뼈)는 외부 환경에 가장 손쉽게 영향을 받아 휘어지다 보니 여러 신체 부위 중 가장 심하게 변형된다고 할 수 있다. 명상을 통해 심신을 이완시켜 보자.

하루 20분, 내 몸을 변화시키는 이미지 명상하기

1. 자신이 가장 편한 자세로 앉는다(꼭 양다리를 포개 꼬아 앉을 필요는 없다). 가볍게 눈을 감는다. 목 뒤 부분을 롤 수건으로 받쳐 벽에 기대앉아도 된다.
2. 몸 전체의 긴장을 최대한 풀고, 코로 들이마시며 입으로 내뱉는 호흡을 규칙적으로 한다.
3. 차분히 심장박동 소리, 숨 쉬는 소리, 들이마신 숨이 폐 속으로 들어가 폐 세포까지 스며드는 느낌을 느껴본다.
4. 서서히 내가 바라는 상황과 목표를 머릿속에 구체적인 이미지로 그린다. 특히 내가 진정 원하는 목표를 상세하게 떠올린다.
5. 계속해서 내가 가장 행복하고 긍정적인 모습을 상상한다. 내가 주변 사람들과 함께 환경을 주도적으로 리드해 나가며, 목표를 구체적으로 달성해 나가는 모습을 그린다(나 혼자만의 힘으로 달성되는 것은 거의 없다).
6. 20분간 이미지 명상을 한 다음 눈을 뜨면 몸과 마음이 개운해지고 차분해지는 기분을 느끼게 된다.

※ 처음부터 20분 동안 명상하기가 힘들다면 1분씩 늘려가며 익숙해지도록 만든다.

STEP 9
전신 피로 해소, 체내 독소 배출을 돕는 반신욕

온몸이 아프고, 정신적으로도 스트레스에 시달리는 사람에게 반신욕이 탁월한 효과를 발휘한다는 뉴스가 많이 보도되었다. 심지어 반신욕만으로도 아토피가 완치되고 10kg 이상의 다이어트 효과를 보았다는 사람들도 수없이 많다.

의학적으로 반신욕은 혈액 내 젖산을 분해시키며, 혈관을 확장시켜 혈액순환을 돕고, 근육을 이

반신욕 효과

- 전신 순환활동을 활발하게 해 하체 비만을 해결해 준다.
- 목, 어깨, 허리, 등 통증 완화, 퇴행성관절염에 효과가 크다. 근골격계 문제를 해결해 준다.
- 혈액순환이 좋아져 손발 저림을 해결해 준다.
- 손발을 따뜻하게 만들어 수족냉증(손발 차가움)을 해결해 준다.
- 혈액 내 젖산을 분해시켜 피로를 풀어준다.
- 아토피 등 피부 질환 해결에 뛰어난 효과를 보인다.
- 초조하고 산만한 마음을 진정시켜 줘 우울증 해결에 탁월하며, 삶에 무기력한 증상을 해결해 주어 정신 건강에 도움을 준다.
- 불면증, 수면장애 개선에 효과가 뛰어나다.
- 생리불순, 생리통과 냉증에 효과적이다.

완시켜 전신 피로 해소에 탁월한 효과를 발휘한다. 특히 신체의 기초대사와 신진대사를 활발하게 만들어 칼로리 소비량을 높여 다이어트 효과가 탁월하다. 하체 비만 해결에도 좋다.

거북목으로 고민하는 사람에게는 세 가지 공통점이 있는데 목과 어깨 주변의 연골과 인대, 근육 등이 거북목으로 변형되면서 손상되어 항상 목과 어깨가 욱신거리는 통증으로 고생한다는 점과 과도한 스트레스에 시달려 목 뒤가 돌처럼 굳어 있다는 점, 마지막으로 혈액순환이 잘 안 되어 손발이 차갑다는 점이다.

이러한 증상에 특히나 반신욕이 탁월한 효과를 발휘한다. 관절과 근육을 부드럽게 이완시켜주면서 혈액순환을 원활하게 해줘 전신의 피로를 확실하게 해결해 주기 때문이다. 거북목 교정 효과뿐만 아니라 현대인들의 정신적, 육체적인 건강과 아름다운 체형을 위해서 반드시 반신욕을 해보자.

반신욕 방법

1. 입욕 전 미지근한 생수를 한 컵 정도 마신다(체내 노폐물 배출에 효과적이다).
2. 욕조에 사람의 체온보다 약간 높은 37~39도가량의 미지근한 물을 채운다(좋아하는 향 등을 풀어 한다면 더욱 효과가 좋다).
3. 물이 명치 부분까지 오도록 해 20~30분 정도 몸을 담그고 있는다(가슴 위쪽은 물 밖으로 노출해야 하며 어깨와 팔, 손은 물 속에 넣지 않는다).

- 겨울이나 날씨가 추운 날에는 욕실 안을 미리 더운 김으로 따뜻하게 데워놓는다. 반신욕 중 한기를 느끼면 어깨에 수건을 두르면 좋다.
- 잡지, 책을 읽거나 음악을 들으면 지루하지 않게 오래 할 수 있다.
- 반신욕 후, 양말을 신고 하반신에 속옷 등을 덧입어 보온을 해주면 효과를 더 오래 느낄 수 있다.

주의사항

1. 평소 땀이 많거나 어지럼증이 있는 사람은 자제하는 것이 좋다.
2. 만성 당뇨병 환자는 자제해야 한다. 혈관의 탄성이 떨어졌기 때문이다.

3. 노약자, 위장병 환자, 심혈관 질환자(고혈압, 협심증), 성인병 환자는 높은 온도로 하면 혈관이 과도하게 팽창되어 오히려 해로울 수 있다. 미지근한 물이 좋다.
4. 30분 이상 장시간 하면 오히려 탈수 증상이 올 수 있으니 시간을 타이머로 맞춰놓고 한다.

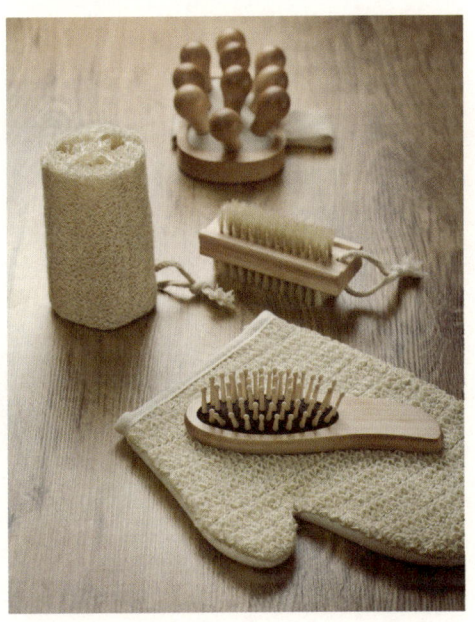

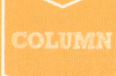

숙면의 질, 베개가 결정한다

불면증에 시달리는 현대인들이 많다. 하루 종일 스트레스에 시달리고 만성피로에 찌들어서 잠을 자니 당연하다 할 수 있다. 하지만 잘못된 베개 사용에 근본적인 원인이 있을 수도 있다. 대부분 베개는 푹신푹신하고, 사용하기 편리하고, 가격이 저렴한 것을 가족 모두가 동시에 선택하는 경우가 많다. 과연 옳은 선택일까?

만일 신발을 선택할 때 신어보지 않고 몇 번 손으로 만져보고 모양만 보고 가격이 저렴하다고 구입하면 어떻게 될까? 심지어 베개는 한 번 구입하면 5~10년가량을 사용한다.

베개는 중추신경인 경추(목)의 정상적인 커브를 유지시켜 주는 동시에, 경추를 관통하는 경동맥(목을 관통하는 동맥)이 원활하게 뇌에 산소와 혈액을 공급시켜 주게 만드는 물건이다. 이러한 물건을 몇 번 만져보고, 심지어 홈쇼핑에 나오는 판매자의 설명만 듣고 구입한다는 것은, 마치 자신의 척추 건강을 값싼 비전문가에게 맡기는 꼴이라 할 수 있다. 결국 잘못된 선택으로 인한 피해는 모두 자신에게 돌아간다.

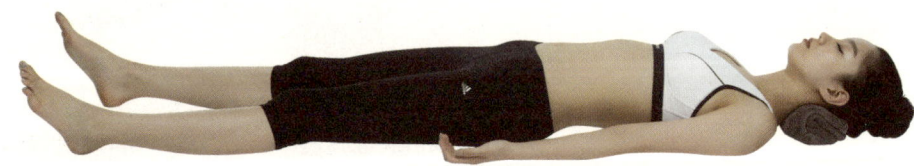

거북목 교정 운동

베개만큼 신중하게 선택해야 하는 것이 없다. 필자는 몇 번의 시행착오를 거쳐 내 목 구조에 맞고 어깨 주변 근육을 경직시키지 않으며, 바른 자세로 오랫동안 있게 하고, 숙면을 유도하는 베개를 찾아내어 사용하고 있다.

'순간의 선택이 10년을 좌우한다'는 광고 카피가 생각난다. 베개만큼 이 말이 딱 들어맞는 경우가 없다. 한 번 사면 10년 이상 자신의 목 건강, 뇌 건강, 피로 회복과 숙면의 질을 결정하는 베개. 10년이면 하루 8시간 잠을 잔다고 했을 때, 사용 시간만 해도 2만 9000시간가량이 된다.

지금 바로 자신의 베개를 확인해보자. 푹 꺼지고 눅눅해진 베개를 아직도 쓰고 있는가? 아마도 당신의 목은 일자목으로 이미 변형되어 있지 않을까 걱정된다. 집, 자동차 못지않게, 아니 그보다 더욱 중요하게 베개에 투자하길 바란다. 결코 후회가 없을 것이다.

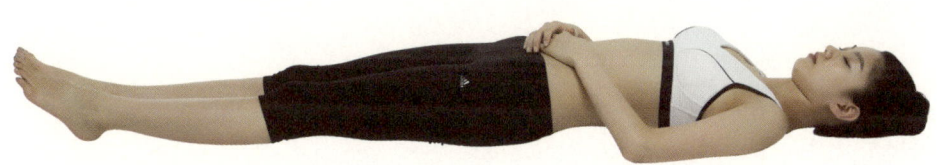

거북목 교정 운동

1판 1쇄 발행 2013년 10월 5일
1판 6쇄 발행 2018년 6월 20일

지은이 황상보
펴낸이 고병욱

기획편집실장 김성수 **기획편집** 양춘미 이새봄 김소정
마케팅 이일권 송만석 김재욱 김은지 **디자인** 공희 진미나 백은주 **외서기획** 엄정빈
제작 김기창 **관리** 주동은 조재언 신현민 **총무** 문준기 노재경 송민진

펴낸곳 청림출판(주)
등록 제1989-000026호
본사 06048 서울시 강남구 도산대로 38길 11 청림출판(주) (논현동 63)
제2사옥 10881 경기도 파주시 회동길 173 청림아트스페이스 (문발동 518-6)

전화 02-546-4341 **팩스** 02-546-8053
홈페이지 www.chungrim.com **이메일** life@chungrim.com
블로그 blog.naver.com/chungrimlife **페이스북** www.facebook.com/chungrimlife

ⓒ황상보, 2013

이 책은 저작권법에 따라 보호를 받는 저작물이므로 무단 전재와 무단 복제를 금지하며,
이 책 내용의 전부 또는 일부를 이용하려면 반드시 저작권자와 청림Life의 서면 동의를 받아야 합니다.

포토 필립 | **모델** 서설희 | **디자인** Design group ALL | **일러스트** 문수민 | **교정교열** 심은정

ISBN 978-89-97195-31-2 (14510)
　　　978-89-97195-28-2 (set)

* 책값은 뒤표지에 있습니다. 잘못된 책은 바꾸어 드립니다.
* 청림Life는 청림출판㈜의 논픽션·실용도서 전문 브랜드입니다.